LE DENTISTE

DE LA JEUNESSE.

LE DENTISTE

DE

LA JEUNESSE,

ou

MOYENS D'AVOIR

LES DENTS BELLES ET BONNES,

PRÉCÉDÉS

DES CONSEILS DES POETES ANCIENS

SUR LA CONSERVATION DES DENTS;

Ouvrage destiné aux jeunes gens, aux pères et mères, et à toutes
les personnes chargées de l'éducation des enfans;

PAR J. R. DUVAL,

Dentiste, Membre des anciens Collége et Académie royale de Chirurgie, associé
adjoint de la Société de la Faculté de Médecine de Paris et de plusieurs Sociétés
savantes.

NOUVELLE ÉDITION, CONSIDÉRABLEMENT AUGMENTÉE.

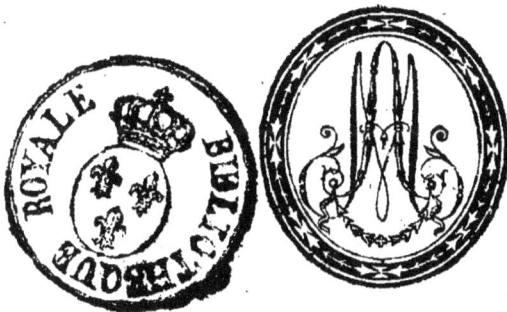

A PARIS,

Chez MÉQUIGNON-MARVIS, Libraire pour la partie
de Médecine, rue de l'École de Médecine, n° 9 et 3.

1817.

AVERTISSEMENT.

La première édition du *Dentiste de la Jeunesse* parut en 1805; formée de matériaux réunis à la hâte, elle ne pouvait que laisser beaucoup à désirer : elle n'en a cependant pas moins reçu du public un accueil favorable. Quelques savans, et les auteurs distingués des Journaux de Médecine, ont bien voulu en parler avantageusement : je les prie d'en recevoir ici l'expression de ma reconnaissance, et notamment M. Baumes, professeur de l'Ecole de Montpellier, qui a donné un excellent Traité sur la première Dentition; M. Friedlander, savant auteur de l'Education physique de l'Homme ; M. Lemaire, qui a publié le Dentiste des Dames, et M. Fournier, un des zélés collaborateurs du Dictionnaire des Sciences médicales. Encouragé par tant de bienveillance, j'ai cherché à remplir, dans cette

seconde édition, les lacunes de la première; j'y ai tracé l'histoire des maladies
des dents chez les enfans, et les opérations
qui leur conviennent : nonobstant le zèle
et les soins que j'y ai apportés , peut-être
le véritable but ne sera pas encore atteint;
c'est donc un motif de plus pour moi
de réclamer de nouveau l'indulgence du
public.

PRÉFACE.

On doit ensucrer les viandes salubres de l'enfant, dit Montaigne en traitant de l'éducation (1); de même les préceptes de la médecine, pour conserver la santé, n'excluent pas toujours les grâces (2). J'en appelle à ces sentences diététiques de l'Ecole de Salerne, qui, soutenues du rithme de la poésie, s'impriment mieux

(1) Liv. I, c. 25.

(2) Hippocrate voulait que le médecin, même auprès du lit du malade, eût un air et un langage gracieux ; c'est un puissant moyen pour capter sa confiance : ainsi nous présentons, dit le Tasse, à l'enfant malade, un vase dont les bords sont frottés d'une liqueur sucrée; heureusement trompé, il boit les sucs amers, et doit la vie à son erreur.

> Cosi' all'egro faciul' porgiamo aspersi
> Di soave licor gli orli del vaso :
> Succhi amari, ingannato, intanto ei beve
> E dall' iganno suo vita riceve.
>
> *La Gierusalemme liberata*, c. I, v. 3.

dans la mémoire, et passent si facilement
de bouche en bouche. Cet exemple m'a
engagé à retracer ici les idées des poëtes ,
pour rappeler à l'homme les soins qu'il
convient de donner à ses dents. En parlant à la jeunesse, je dois lui tenir un
langage puisé dans ces sources, qui flat-
tent son imagination, et qui s'accordent
tant avec ses goûts. C'est une tâche difficile sans doute que de lui donner des préceptes à ce sujet; mais elle est commandée
par l'espèce d'oubli des divers ouvrages
publiés sur la conservation des dents, ouvrages qui, quoique bons, n'offrent pas
cet intérêt d'utilité et d'agrément à ceux
pour qui on les avait destinés : les détails
anatomiques qu'on y trouve auraient-ils
nui au but de leurs auteurs? Aussi peu
agréables au récit qu'à la vue, je ne les
ai à peine esquissés que pour être intel-
ligibles.

Ainsi je commence par faire connaître,
sous le titre de Conseils des Poëtes an-

ciens sur la conservation des dents , combien on était attaché à la propreté de la
bouche dans les temps reculés : pour ne
pas en interrompre la lecture, on a placé
à la suite, par ordre de numéros, les notes
qui y ont rapport ; elles contiennent les
passages des poëtes grecs et latins, dont
je n'ai eu d'autre ambition que de former
un cadre historique en notre langue. Si
on y retrouve quelques citations françai-
ses, c'est que, comme traduction ou imitation des anciens, elles paraissent en
rendre toute la finesse.

J'expose ensuite les moyens d'avoir les
dents belles et bonnes. Cette partie, qui
est la principale, est divisée en huit cha-
pitres : le premier traite des dents en général; le second a pour objet la première
dentition ou les dents de lait; le troisième
est consacré à la seconde dentition ou aux
dents secondaires et permanentes; au qua-
trième se trouvent les détails de la propreté de la bouche; le cinquième apprend

à connaître ce qui est nuisible au dents ;
les maladies des dents et des parties qui
y ont rapport sont le sujet du sixième ;
quelques opérations qui sont relatives à
ces parties sont indiquées dans le sep-
tième ; enfin, le huitième et dernier cha-
pitre est destiné à l'examen de quelques
préjugés sur les soins qu'il convient de
donner aux dents.

En développant chacun de ces sujets,
je ne suis point entré dans des détails ri-
goureux pour la connaissance des dents,
de leurs maladies et des opérations qui leur
conviennent ; c'eût été franchir les bornes
du plan que je me suis proposé, et ren-
trer dans celui d'un ouvrage que je destine à ceux qui se proposent de cultiver la
science du dentiste. Je me suis arrêté à ce
qu'il suffit de connaître sur les soins
qu'exige la denture bonne ou malade ; et
pour les exposer comme pour les faire
adopter, un certain mélange de l'utile et
de l'agréable m'a paru préférable aux ex-

plications arides et au langage sévère de
la science.

Quoique destiné à la jeunesse, toutes
les classes de la société ne liront peut-
être pas cet écrit sans intérêt et sans utilité; je les y engage. A tout âge on doit
soigner ses dents, et lors même qu'on
est privé de quelques-unes, ce qui en
reste est encore un objet précieux à conserver. On a dit, il y a long-temps, qu'on
ne connaissait bien le prix de ses dents
que lorsqu'on les avait perdues. Il ne faut
donc pas attendre ce moment pour se pé-
nétrer des vérités qui tendent à leur conservation. Les expressions des poëtes, sous
lesquelles quelques-unes se trouvent ici
présentées, paraîtront peut-être un peu
mordantes; mais qu'on veuille bien se
ressouvenir que, pour fixer l'attention de
la jeunesse sur ses devoirs, au physique comme au moral, le sel de la criti-
que l'emporte souvent sur les plus sages
conseils de la raison, et que le meilleur

livre qui traiterait des causes et des inconvéniens de la perte des dents, ne pourrait
à ses yeux valoir la leçon que donne l'é-
pigramme suivante :

> Retirez-moi d'une peine
> Où je suis depuis long-temps ;
> Dites-moi, bouche d'Ismène,
> En quel endroit sont vos dents (1).

---

(1) Le chevalier de Cailli; Recueil d'Epigrammes, par la
Martinière. tom. I, p. 190.

Nota. *Les Conseils des Poëtes anciens sur la conservation des Dents*, ont été lus dans la séance publique
de la Société de Médecine de Paris, le 5 avril 1803,
et insérés dans le Magasin encyclopédique, rédigé par
M. A. L. Millin, n° 19.

LE DENTISTE

DE LA JEUNESSE.

~~~~~~

CONSEILS

DES POËTES ANCIENS SUR LA CONSERVATION DES DENTS.

Aux différentes époques de la vie sociale, l'opinion des hommes a beaucoup varié sur les caractères de la beauté des dents : les naturels du Pérou (1) et de la Nouvelle-Hollande (2) estiment infiniment la privation d'une incisive; l'Indien de Java (3) ne manque pas de mettre une dent d'or à la place de celle qu'il a perdue; les Japonais (4) passent plusieurs jours sans manger, pour laisser agir la teinture dont ils embellissent leurs dents. En général, chez les modernes comme chez les anciens, on s'est fait, surtout parmi les Européens, des idées plus justes de la beauté.

Les poëtes ont parlé des dents depuis leur sortie (5) jusqu'à l'époque où, suivant l'ex-

1

pression de Lucrèce (6), l'âge semble leur
commander de tomber. La solidité (7), le bel
arrangement (8) et la blancheur de ces organes (9), suggèrent aux poëtes nombre d'ima-
ges qu'ils rapprochent de celles d'une bouche
de roses (10) et de lèvres vermeilles (11). Par
quel contraste aussi nous peignent-ils tous les
désordres de la denture ? En les présentant
sous des regards hideux, n'ont-ils pas eu l'intention de nous avertir des soins qu'il convient de donner à la bouche ?

Le défaut de propreté ternit l'éclat des
dents, dit Ovide (12); la couleur jaune, li-
vide ou noire, dont Horace les peint (13)
paraît tenir à la même cause; et Martial (14)
les a comparées au buis et à la poix. Le
chantre de la Fable indique (15) la source
du désordre dans son tableau de l'Envie; il
donne à ce monstre des dents couvertes de
rouille, *livent rubigine dentes*, comme si
l'Envie étant privée de l'occasion de manger
ou de ronger, il s'amassait autour de ses dents
alongées une sorte de limon et de tartre (16).
Plaute fait dire à un parasite affamé : « J'ai la
» bouche amère et les dents épaisses (17). »
Catulle, dans le portrait du débauché Æmi-
lius, dit que ses dents étaient longues d'un

pied et demi, et ses gencives semblables aux rebords d'un vieux coffre (18). Cette image exprime l'action du tartre qui déchausse les dents, les fait paraître plus longues, les ébranle et en accélère la chute (19).

Dans une épigramme de Martial, on lit qu'une vieille à prétention avait perdu presque toutes ses dents; il n'en restait que quatre, encore étaient-elles ébranlées; il lui survint un rhume, et en toussant, elle les cracha (20). Ce n'est point ici une fiction poétique; Hérodote (21) raconte que la même aventure était arrivée à Hippias, fils d'Aristippe. Quelles que soient les causes de la perte des dents, on a toujours cherché à la réparer: aussi voit-on Pallade (22) plaisanter une coquette surannée, en lui disant que pour le prix de ses cheveux, de son fard, de sa cire, de son miel et de ses dents, elle aurait acheté un masque entier. Non moins mordant que le poëte grec, Martial tient le même langage : « Vous achetez, dit-il à » Lélie (23), des dents et des cheveux, et n'en » rougissez pas, mais que ferez-vous avec un » œil? on n'en trouve point à vendre ! »

Que l'os et l'ivoire remédient au désordre de la bouche d'Eglé (24); que Galla, plus raffinée, ôte pendant la nuit ses dents artificiel-

I.

les (25), on retrouve partout ces traces bienfaisantes de l'art. On ne peut pas croire que
le fil d'or, connu du temps d'Hippocrate et
de Celse, fut le seul moyen employé pour attacher les dents (26). On pouvait se servir
d'autres fils moins solides; sans cela, Horace
n'aurait pas eu occasion de citer les sorcières
Canidie et Sagane courant la ville, et perdant l'une son ratelier, l'autre ses cheveux
postiches (27).

Des mâchoires affaissées par la perte des
dents, impriment aux jeunes gens comme aux
vieillards le caractère effrayant (28) de la décrépitude. Suivant Juvénal (29), les uns et
les autres sont réduits à broyer leur pain sur
des gencives rasées, et leurs lèvres laissent
échapper la salive dont elles sont toujours
mouillées.

En donnant à la jeunesse des leçons de
propreté, le chantre de l'Amour (30) fait attention à l'odeur de la bouche, que les parfums ne masquent pas toujours : aussi recom-
mande-t-il (31) à celle qui a l'haleine forte,
de ne jamais parler de trop près ni à jeun.
Quoique ce défaut puisse tenir à d'autres causes, souvent il vient de l'état des dents trop
négligées (32).

C'en est assez de ce tableau (33); mais comme
a côté du mal est presque toujours le remède,
il faut, dans les mêmes sources, puiser quelques conseils. Macédonius (34) dit à une vieille :
« Quel art médical pourra jamais raffermir
» vos dents ? » Martial répond (35) : « Cas-
» cellius rétablit les dents malades comme il
» en fait l'extraction. » Pour les conserver, les
livres de l'art indiquent des préceptes; moins
instructives, les leçons des poëtes seront sans
doute plus agréables. On lit dans l'*Art d'Aimer* (36) que l'homme ne doit jamais avoir
de tartre sur ses dents, et qu'il faut que la
jeune fille lave tous les matins les siennes avec
de l'eau (37). Ovide paraît cependant avoir
remarqué que l'eau ne suffit pas : afin d'éviter
le tort que se fait une beauté en montrant,
lorsqu'elle rit, des dents noires, trop longues
ou mal rangées, il recommande le jeu des lèvres dans la manière de rire (38) : aurait-il ignoré
ce que peut le dentiste en pareil cas ? Ses opérations bienfaisantes donnent souvent à la
bouche les grâces que Salomon admirait chez
la reine de Saba. « Vos dents, lui dit-il (39),
» sont comme un troupeau de brebis nouvel-
» lement tondues qui sortent du bain. »

L'eau n'était pas le seul moyen employé pour

la propreté de la bouche ; on avait recours à des compositions médicales : les unes, appelées dentifrices (40), étaient composées de poudres et de parfums. Martial semble en consacrer l'usage en apostrophant quelqu'un qui avait des dents artificielles. « Qu'y a-t-il de » commun entre vous et moi (fait-il dire au » dentifrice)? que la jeune fille me préfère ; » je n'ai pas coutume de donner de l'éclat aux » dents qu'on achète (41). » On trouve beaucoup de recettes (42) écrites en vers et en prose chez les anciens médecins ; celles de Messaline et d'Octavie y tiennent aussi leur place (43). Peut-être doutera-t-on que ces compositions fussent préférables au dentifrice dont Apulée fit présent à Calpurnianus : les vers charmans qu'il y joignit annoncent tout ce que l'Arabie offre de meilleur. « C'est une poudre excellente, » dit-il, très-fine, qui a la propriété de blan- » chir les dents, de dissiper l'engorgement » des gencives et d'enlever le reste des ali- » mens ; de sorte qu'on ne montre aucune » trace de tartre, pour peu que le rire force » l'ouverture des lèvres (44). »

Lorsque Martial (45) reproche à Fescennia d'avoir dans sa bouche les pastilles de Cosme, pour corriger la mauvaise haleine causée par

le vin qu'elle avait bu la veille, ne les con-
sidère-t-il pas comme une composition dentifrique (46)? « Ces déjeûners, dit-il, net-
» toient les dents, *ista linunt jentacula den-*
» *tes.* » Il ne faut pas perdre de vue l'expression du poëte, *jentacula;* elle rappelle
l'obligation de donner, tous les matins, des
soins à sa bouche.

Les électuaires et les opiats destinés au
même usage paraîtraient peut-être d'une
date moins ancienne, si l'on n'en trouvait
quelques formules dans les premiers livres de
l'art (47): les substances odorantes n'y étaient
point oubliées. Quel goût opposé ne trouvera-
t-on pas chez les Celtibériens qui avaient
adopté l'urine pour dentifrice (48), au risque
d'en avaler ! Ne fallait-il pas être infiniment
attaché à une belle denture ? C'est le reproche de Catulle à l'égard d'Egnatius (49),
qui riait sans cesse pour montrer des dents
blanches; le poëte le soupçonnait d'employer
le moyen rebutant dont se servaient les Celtibériens : « Pour donner, dit-il, plus
» d'éclat à ses dents, il fait plus que de s'en
» gargariser. »

Que ceux dont Pétrone retraçait le luxe
et la mollesse, eussent un cure-dent d'ar-

gent (5o), Martial se rapproche plus des principes de l'art : « Le lentisque, dit-il (5r),
» est le meilleur; mais si vous n'en avez pas
» un tendre rejeton, vous pouvez vous curer
» les dents avec une plume. » Si la nécessité
a fait recourir à ce moyen, il n'était pas
reçu d'en user trop librement. Ovide défend
de se nettoyer les dents en société (52).
L'oubli de cette bienséance a probablement
attiré à Esculanus l'apostrophe de Martial :
« Il était édenté, et le cure-dent de len-
» tisque était toujours dans sa bouche (53). »

Les coquettes de la Grèce, quand elles ne
riaient pas, avaient coutume de tenir une
petite branche de myrte entre leurs dents,
pour en faire voir la beauté : ce trait n'a
point échappé au comique Alexis (54); pourquoi n'y pas trouver plutôt une invention
du besoin (55)? Hippocrate (56) et les autres
médecins de l'antiquité (57) faisaient aussi
mâcher certaines substances, afin de dissiper
l'engorgement des gencives, et de raffermir
les dents ébranlées. Les avantages qu'on a
souvent obtenus de ce moyen, l'ont con-
verti quelquefois en objet de luxe et d'agrément (58).

Tels sont les conseils que donnent les an-

ciens poëtes sur la propreté et la conservation des dents ; en vain dirait-on que Tibulle
peint Vénus, toujours sûre de plaire, sans
avoir soigné sa bouche (59) : ce n'est qu'en se
conformant aux préceptes de l'art, qu'on
donnera aux dents ce brillant qui a fait dire
au chantre de l'Amour : « Je reconnais vos
» soins à cette blancheur qui reluit dans
» votre bouche (60). » Que Julie se présente
aux yeux de Manlius, elle brille, suivant
Catulle (61), par une bouche fleurie : elle
avait sans doute ces dents de neige, si chantées par les favoris des Muses (62), ou ce
rang de perles, vanté par Lucien (63) ; et
Théocrite alors eût pu en estimer l'éclat au-
dessus du plus beau marbre de Paros (64).

Que la jeunesse, qui, avec trop de sécurité, regarde la perte des dents comme un
problême incertain, se ressouvienne, d'après
Martial, que la figure n'est pas agréable,
quand il manque une dent sur le devant (65);
c'est une bouche, a dit un poëte grec (66),
qui n'a plus les grâces dont elle était parée :
aussi le bon Ovide propose comme un remède
contre l'amour, de faire rire celle qui est mal
dentée (67); attentive à cette ruse, la jeune
amante ne doit-elle pas songer que l'art est là

pour l'en défendre (68)? Puisse un semblable
motif rappeler à l'homme qui veut plaire, les
vers suivans :

Si Chloé dans ses dents vous offre quelque appas,
Par les vôtres , Daphnis , ne lui répugnez pas (69).

NOTES.

(1) En rapportant, dans ses Recherches philosophiques sur les Américains, t. 1, p. 11, sec. 1, l'origine
de cette coutume bizarre chez les Péruviens, De Paw
observe que cette mutilation se pratique également à
Congo et à Matamba, en Afrique, ainsi que dans la
Nouvelle-Guinée.

(2) Nouveau Voyage autour du monde, par Dam-
pierre, t. 2 , c. 16, p. 141. Relation d'une expédition
à Botany-Bay, par Watkin-Tinch, p. 70. Blumenbach
collectionis suæ craniorum, dec. 3 et 4, tab. 27 et 40.
Collins a décrit les cérémonies singulières et plaisantes
qu'on observe pendant l'extraction de cette dent : Ac-
count of the English Colony en New-South Wales,
pag. 563.

(3) Hinc etiam videas Javanos ac cæteros Indos
rariores ostendere dentium ordines, in quorum vacuos
loculos ditiores aureos reponunt dentes. J. Bontii, *de
medicinâ Indorum. lib.* 4.

(4) L'esprit des usages et des coutumes des différens
peuples, par Demeûnier, liv. 9, c. 2.

(5) . . . . cum septimus annus
Transierit puero, nondum omni dente renato.

JUVÉNAL, Sat. 14, v. 11.

(6) Nec minus in certo dentes cadere imperat ætas
Tempore. . . . .

LUCRETII, de Naturá rerum, lib. 5, v. 672.

En modifiant le texte de l'auteur, mon intention est
de détruire une erreur que le temps a consacrée : ce
n'est pas la vieillesse qui fait tomber les dents; mais,
souvent à cet âge, on en est privé par d'autres causes.
Cette observation n'avait point échappé à Hippocrate,
qui, après avoir parlé de la chute des premières dents,
dit expressément (p. 241, ed. Foësii) : *At qui posteà
nascuntur, ad senectutem usque remanent.* Si même
au milieu de la décrépitude, et après les jouissances
d'une vie voluptueuse, Anacréon, ode 58, avec ses
cheveux blancs et ses dents vieilles, offre la preuve de
cette vérité, on aime à la retrouver aux Indes Orien-
tales, voyage de Schoutten, t. 1, p. 272; à Taïti,
voyage de M. de Bougainville, p. 11, ch. 3, et chez
les naturels de Surinam, description de Surinam,
t. 1, ch. 4.

(7) *Cum calceatis dentibus veniam*, dit un parasite
dans la comédie des Captifs, de Plaute, act. 11, scèn. 2,
expression qui s'accorde si bien avec celle qui est reçue
dans notre langue, pour en peindre l'état opposé, *dents
déchaussées.*

(8) Filia mea, quod tibi verbum fugit è vallo dentium.

HOMERI, Odys., liv. 1, v. 64.

Infans septenos postquam compleverit annos,
Producti dentes vallus ut oris erunt.

Ex Elegiá Solonis, in lib. 6. Stromatum
Clementis Alexandrini.

C. Bachot, dans son Traité des Erreurs populaires, p. 13, a traduit ainsi ces deux vers :

L'enfant ayant parfait le premier septenaire,
Sa bouche tient les dents pour rempart salutaire.

(9) *Quid margaritas dentium præcandidorum proloquar?* dit un poëte, au rapport d'Ernest Vœnius, *in Tractatu physiolog. de Pulchritudine.*

(10) Purpureo vocem ab ore virgo misit.

Ex Simonide, Athenœi Deipnosop. lib. 13, p. 604.

Roseoque hæc (Venus) insuper addidit ore.

VIRG., *Æneid. 1, v. 593.*

Quos inter Augustus recumbens
Purpureo bibit ore nectar.....

HORAT.; *Od., lib. 3, Od. 3.*

(11) Sicut vitta coccinea labia tua....

SALOMON, *Cantica Canticor. c. 4.*

Illic purpureis condatur lingua labellis.

OVID., *Am. lib. 3, Eleg. 14.*

Olli, purpurea delibantes oscula,
Clemente morsu rosea labella vellicent,
Candentes dentes effugient suavio.

APULEII, *Anexomenos, ex Menandro.*

(12) Quid si præcipiam, ne fuscet inertia dentes ?

Art. Amat., lib. 3, v. 193.

(13) Luridi dentes..... lividi..... atri.

Carm., lib. 4; Od. 13; Epod., lib. 5; Epist. 8.

(14) Et tres sunt tibi, Maximina, dentes ;.
Sed plane piceique, buxeique.

Lib. 2, *Epig.* 41.

(15) *Métam.* 2, *v.* 776.

(16) Rubiginosis cuncta dentibus rodit.....

MARTIAL, *lib.* 5 , *Epig.* 29.

(17) Os amarum habeo, dentes blennos, lippiunt fauces fame.

Curcul., *act.* 2, *sc.* 3.

(18) . . . . Hoc (os) dentes sexquipedales,
Gingivas vero ploxemi habet veteris.

Lib. Epig. 94.

(19) Puisqu'une longue privation d'alimens est ca-
pable de produire de si tristes effets sur la denture,
Plaute a donc pu en retracer l'idée par une expression
dont il s'est servi, en parlant d'un parasite qui craint
de voir pousser ses dents en raison de sa faim, *dentes
ne dentiunt*, Mil., act. 1, sc. 1. En vain Bachot, dans
son Traité des Erreurs populaires, lib. 3, cap. 6,
soutiendrait-il *que les dents ne s'alongissent pas de
faim ;* il n'a pas consulté la vérité. Plus fidèle observateur, Ovide va plus loin, il représente la faim arra-
chant l'herbe avec ses ongles, et le peu de dents qui
lui restent, *unguibus, et raris vellentem dentibus herbas,*
Metam. viij, v. 803. Ici on aime à voir qu'en fait d'observation, les favoris des Muses ne sont pas moins doués
que les médecins, qui sont aussi enfans d'Apollon, de
cette perspicacité qui constitue le mérite des ouvrages
et des uns et des autres.

(20) Si memini, fuerant tibi quatuor, Ælia, dentes ;
Expuit una duos tussis, et una duos.

Jam secura potes totis tussire diebus,
Nec istic quod agat tertia tussis habet.

Lib. 1, *Ep.* 20.

En traduisant d'une manière libre, ou plutôt en imitant cette épigramme, Marot a su lui conserver tout son sel, et même le rendre plus piquant par le dernier vers, ce qui donne ici une place à celle du poëte français :

S'il m'en souvient, vieille au regard hideux,
De quatre dents je vous ai vu mâcher ;
Mais une toux dehors vous en mit deux,
Une autre toux deux vous en fit cracher.
Or, pouvez bien toussir sans vous fâcher ;
Car ces deux toux y ont mis si bon ordre,
Que si la tierce y veut rien arracher,
Non plus que vous, n'y trouvera que mordre.

(21) *Herodoti Halicarnas. Irato*, lib. 6.

(22) Emens comam, fucum, ceram, mel, dentes,
Hæc impensa larvam emisses.

Anthol. gr., *lib.* 2, *c.* 13, *Ep.* 13.

Brébœuf a rendu la même idée, mais d'une autre manière :

L'autre jour Alison partit si follement
Pour un long et fâcheux voyage,
Que, sortant de chez elle avec empressement,
Elle oublia ses dents, ses gants et son visage.

Recueil d'Épigrammes de La Martinière.

(23) Dentibus atque comis, nec te pudet, uteris emptis ;
Quid facies oculo, Lœlia ? Non emitur.

Lib. 12, *Epig.* 23.

(24) Sic dentata sibi videtur, Ægle,
Emptis ossibus, Indicoque cornu.

Lib. 12, *Epig.* 73.

(25) Cum sis ipsa domi, mediâque ornere, suburâ
Fiant absentes, et tibi, Galla, comæ:
Nec dentes aliter, quam serica reponas.

Lib. 9, *Ep.* 38.

Cette courtisane n'ignorait point que c'était un moyen
sûr d'en conserver la blancheur, et le poëte qui s'était
aperçu de cette ruse, la décèle par un double sarcasme,
dont on trouve une imitation dans *les Touches* du seigneur Des-Accords, p. 64.

Thaïs habet nigros, niveos Lecania dentes;
Quæ est ratio? emptos hæc habet, illa suos.

Marguerite a la dent fort noire,
Catin l'a blanche comme ivoire:
D'où vient telle diversité?
Catin a la sienne acheté.

(26) On a trouvé dans un tombeau, avec plusieurs vases grecs sept dents réunis par un fil d'or (Tischbein,
peintures de vases, t. 1, pag. 63); mais, comme celui-ci, le fil de lin était prescrit pour maintenir en
place les dents ébranlées dans la fracture de la mâchoire inférieure.

(27) . . . . At illæ currere in urbem:
Canidiæ dentes, altum Saganæ caliendrum
Excidere, atque herbas, atque incantata lacertis
Vincula cum magno risuque jocoque videres.

Serm., lib., 1, *Sat.* 8.

(28) Territat os nudum. . . . .
SULP. LUPERCI SERVASTI, *Epig. de Cupiditate,* v. 38.

(29) Frangendus misero gingivâ panis inermi.

Sat. 10, *v.* 200.

. . . . Et longâ manantia labra salivâ.

Sat. 6, *v.* 622.

(30) Nec malè odorati sit tristis anhelitus oris.

Ovid., *Art. Amat.*, *lib.* 1, *v.* 521.

C'était sans doute pour se mettre à l'abri de tout reproche relatif à cet inconvénient, que les Mèdes, connus par leur luxe et leur mollesse, tenaient du laurier dans leur bouche, ainsi que le rapporte Virgile :

. . . . Animas et olentia Medi
Ora fovens illo (lauro). . . . . . .

Georg. 2, *v.* 133.

(31) Cui gravis oris odor, numquam jejuna loquatur ;
Et semper spatio distet ab ore viri. . . . .

Art. Amat. lib. 3, *v.* 277.

(32) L'oubli des soins de propreté pourrait souvent donner occasion de répéter ce qu'on lit dans une des Elégies de Tibulle :

Cessas dente olente minister.

Ou de faire l'apostrophe suivante :

Votre bouche, en riant, fait que mon nez rechigne
Du noir désordre de vos dents,
Sans que je leur impute une vapeur maligne,
Qui peut-être vient du dedans.

J. Conart, *Recueil de Poésies diverses, Paris*, 1651, *p.* 113.

(33) Qu'on ne croie pas que les poëtes aient trop chargé ce tableau, et qu'à mon tour j'y aie ajouté : il est peint d'après nature ; et quand la science ne

l'attesterait pas, les plaintes trop tardives de ceux qui ont négligé de donner des soins à leur bouche en seraient un sûr garant.

(34) . . . . . . quis enim dentium
. Ordinem firmabit medicinali dolo?

Anthol. græc. lib. 11, *c.* 9, *Ep.* 3.

(35) Eximit aut reficit dentem Cascellius ægrum.

Lib. 9, *Ep.* 56.

(36) Linguaque ne rigeat : careant rubigine dentes.

Ovid., *Art. Am.*, *lib.* 1, *v.* 515.

(37) Oraque susceptâ mane laventur aquâ.

Ib., *lib.* 3, *v.* 197.

C'est à peu près dans les mêmes termes que Q. Serenus Sammonicus, auteur d'un Traité de Médecine écrit en vers, propose de donner des soins à sa bouche.

Sæpe etiam gelidâ gingivas collue lymphâ,
Dentibus ut firmum possis servare vigorem.

. *De Medicinâ præcepta saluberrima*, *c.* 24.

(38) Si niger, aut ingens, aut non erit ordine natus
Dens tibi, ridendo maxima damna feres.
Quis credat ? Discunt etiam ridere puellæ :
Quæritur atque illis hac quoque parte decor.
Sint modici rictus, sint parvæ utrimque lacunæ;
Et summos dentes ima labella tegant.

Art. Am., *lib.* 3, *v.* 277.

Quelques Dames, qui avaient lu ces conseils dans le Magasin Encyclopédique, ayant appris que je les faisais réimprimer dans cet opuscule, m'ont engagé de donner, en faveur de leur sexe, la traduction de ce passage entier de l'*Art d'aimer d'Ovide* ; pour répondre

2

à leur vœu, je m'empresse de l'offrir ici, telle qu'un poëte français l'a donnée; c'est un avis, c'est une recette dont certains hommes pourront également faire leur profit, quand ils n'auront pas invoqué les secours de l'art :

La plus aimable femme est tristement changée,
Quand son ris nous découvre une dent mal rangée :
La longueur en révolte, ainsi que la noirceur,
Et chaque homme en devient l'implacable censeur.
Qui l'aurait jamais cru? Venez-apprendre à rire :
Par des charmes secrets certains ris nous attire.
Evitez ces grands plis et ces vides affreux
Que les ris déréglés sillonnent avec eux.
Par la lèvre toujours que la dent ombragée
Montre la bouche en deux faiblement partagée.

(39) Dentes tui sicut greges tonsarum quæ ascenderunt de lavacro.   *Cantic. Canticor.*, c. 4, v. 2.

(40) Nom tiré d'un mot latin (*dentifricium*) dont Pline s'est servi dans son Histoire naturelle, liv. 36; quoique le plus souvent on désignât, sous ce nom, les poudres dont on se frottait les dents, d'autres compositions étaient appelées de même, à cause de leur destination :

Quod vero adsumpsit nomen de dente fricando.
          Q. Serenus Sammonicus, de mediciná, c. 14.

(41) Quid mecum est tibi? me puella sumat,
Emptos non soleo polire dentes.
          Lib., 14, *Ep.* 56.

(42) Galien, *de Comp. med. sec. loc. lib.* 5, a transmis à la postérité les formules de deux dentifrices, écrites

en vers; Damocrate les avait tirées d'un petit livre
appelé *Pythicus*, du nom de celui qui les préparait.

(43) L'une se servait de poudre de raves séchées au
soleil, ou de verre blanc bien broyé et mêlé avec le
nard des Indes : la corne de cerf brûlée, le mastic de
Chio, et le sel ammoniac, composaient le dentifrice
de Messaline. Scribonius Largus, *de Comp. med.* c. 2 ,
comp. 60.

(44) Calpurniane, salve properis versibus.
    Misi, ut petisti, mundicinas dentium,
    Nitelas oris ex Arabicis frugibus,
    Tenuem, candificum, nobilem pulvisculum,
    Complanatorem tumidæ gingivæ,
    Converritorem pridianæ reliquiæ,
    Ne qua visatur tetra labes sordium,
    Restrictis forte si labellis riseris.
                 APUL. *in Apolog.*

(45) Ne gravis hesterno fragres, Fescennia, vino,
    Pastillos Cosmi luxuriosa voras :
    Ista linunt dentes jentacula ; sed nihil obstat,
    Extremo ructus cum venit à barathro.
                 Lib. 1 , *Ep.* 88.

(46) *Medicamentum poliendis extergendisque dentibus
comparatum in oblongam cuspidem solidatum.* Nomen-
clator omnium rerum, Hadriani Junii, med.; OEuvres
de Paré, liv. 25 , chap. 38; Dispensat. Pharm. Univ.
de W. Triller, t. 2, p. 533; Élémens de Pharmacie
de Beaumé, p. 854; Nic. J. Jaquin Select. Stirpium
Americ. Hist.

(47) Scribonius Largus , Comp. 57; Marcellus med.
de Bordeaux, Comp. med. p. 298; Ælii Promoti Dy-

                                         2.

nameron, c. 80, in Tract. de Scorbuto J. Bona, Ve-
ronæ, 1751, p. 232,·Dioscoride, liv. I, o. 67.

(48) Les femmes, ainsi que les hommes, avaient
également recours à ce moyen de propreté; ajouterai-je
que c'était par raffinerie qu'ils n'employaient que de
l'urine conservée dans les citernes, comme nous l'apprend Strabon dans sa Géographie, liv. 3. *Quippè qui
urinâ in cisternis inveteratâ laventur, eâque cum ipsi,
tum eorum uxores dentes tergant, quod Cantabros
facere et eorum confines aiunt.* Consultez aussi l'Histoire Universelle, par Diodore de Sicile, liv. v, c. 22.

(49) Nunc Celtiberus, Celtiberiâ in terrâ
     Quod quisque minxit, hoc solet sibi manè
     Dentem atque russam defricare gingivam :
     Et quo iste vester expolitior dens est,
     Hoc te ampliùs bibisse prædicat loti.

Epig. 38, *in Egnatium.*

Quoique L. Apulée (in Apologiâ), ait substitué au
mot *defricare* celui de *pumicare*, et que des scholiastes
aient approuvé ce changement, l'idée que renferme
pumicare, convient particulièrement aux corps durs
avec lesquels on fait des frictions, comme on le prati-
quait anciennement avec la pierre ponce (*pumex*), substance qu'on faisait aussi entrer dans les compositions
dentifriques.

(50) Ut deindè spinâ argenteâ dentes perfodit.

Satyricon, p. 62.

(51) Lentiscum melius : sed si tibi frondea cuspis
     Defuerit, dentes penuâ levare potes.

Lib. 14, *Ep.* 22.

(52) Non coram dentes defricuisse probem.

Art. Am., *lib.* 3, 216.

(53) Medio recumbit imus ille qui lecto ,
     Calvam trifilem semitactus unguento ,
     Foditque tonsis ora laxa lentiscis ,
     Mentitur Esculane ; non hahet dentes.

Lib. 6 , *Ep.* 74.

(54) Cogitur.... tali myrti frustulo labia transtinere et ori facere intercapedinem. Alexis comicus meretricium delicias describens, Athenæi Deipnosoph., lib. 13.

(55) *Lentiscus myrtusque emendant oris odorem*, dit Quint. Serenus Sammonicus, c. 14 ; mais le lentisque et le myrte ne communiquent pas seulement leur doux parfum à l'haleine, si l'on en croit Pline (liv. 24, c. 7) et Dioscoride (liv. 1, c. 75 et 118), ils fortifient les gencives, et ainsi ils doivent contribuer à la solidité des dents. On ne sera donc point étonné de ce que, au rapport de Paré, chirurgien de Henri III et de Henri IV, les cure-dents de lentisque étaient si communs en Languedoc d'où on les apportait aux seigneurs de la cour : la coutume qu'on avait aussi de les mâcher, aurait-elle donné l'idée d'en faire de petits pinceaux pour les dents ? Souvent en Amérique la liane à savon, espèce de *lichnis saponaria,* a ces deux destinations ; et, dans le royaume de Cambaïe, les pauvres aussi bien que les riches, au rapport de G. Carreri, Voyage autour du Monde, t. 3, p. 44, passent tous les matins deux heures à se frotter les dents avec un petit morceau de bois. Telle fut, sans doute, l'origine des racines préparées, et des brosses dont on se sert communément.

(56) *Prosunt etiam quæ manduntur*, dit le Divin Vieillard en parlant des douleurs de dents et des gencives (lib. de Affectionibus, p. 517.)

(57) Strobelberger a recueilli les noms de ces médecins, à côté des substances dont ils prescrivaient la mastication, dans son Traité *de Podagrâ dentium, Lipsiæ*, 1630: quoique le titre de cet écrit offre une sorte d'originalité, on ne peut cependant lire, sans intérêt, les détails qui y sont contenus.

(58) Que l'Asiatique mâche l'arèque et le betel, que les habitans de Chio usent du mastic, et que d'autres peuples aient toujours du tabac dans la bouche, la manière de présenter ces substances, et les boîtes précieuses qui les renferment, ne cacheront jamais aux yeux de l'observateur le motif de leur utilité, non plus que l'abus qu'on en fait journellement. C'est d'après cet usage, consacré par le temps, que M. Boëttiger a eu l'ingénieuse idée de donner le nom de *Mastiché* à la servante chargée d'apprêter tout ce qui est nécessaire pour nettoyer les dents : la Dissertation de ce savant offre sur cette partie, comme sur le reste de la toilette des dames romaines, des détails qu'on ne peut lire sans le plus grand intérêt, dans le *Magasin Encyclopédique*. An XI, t. 2, p. 433.

(59) Illa placet quamvis inculto venefit ore.

Lib. I, *Eleg.* 8.

(60) Cur mihi nota tuo causa est candoris in ore ?

OVID., *Art. Am.*, lib. 3, v. 227.

(61) Jam licet venias, marite,
Uxor in thalamo est tibi,
Ore floridulo nitens.

Epig. 68, in Nuptias Juliæ et Manlii.

(62) *Nivei dentes.*

(63) Comment, disait cet historien philosophe, en faisant le portrait de Panthée, pourrai-je vous peindre la beauté de ses dents, qu'elle montrait en riant? Blanches, égales et serrées les unes contre les autres, elles offraient, par leur disposition, l'image d'un très-beau collier formé des perles les plus unies et les plus brillantes. (*Imagines*, n° 9.)

(64) . . . ., dentium autem
Candidiorem nitorem Pario referebat marmori.

Eidil. 6, v. 37.

(65) Nec grata est facies cui gelasinus abest.

Lib. 7, Ep. 24.

Si Martial s'est servi du mot *gelasinus* pour exprimer une dent, c'est qu'on appelait ainsi en grec les incisives, du verbe γελάω, *rideo*; ces dents étant celles qu'on montre le plus, quand on rit, comme l'observe Ingrassias, *in Galeni lib. de ossibus comment.* c. 4.

(66) Et os priores non habens gratias.

Anthol. græc., lib. 7, Ep. 146.

(67) Si malè dentata est; narra, quod rideat, illi.

In lib. Remed. amor., v. 339.

(68) Dans combien d'occasions le dentiste n'a-t-il pas prêté son ministère, pour satisfaire à cette inten-

tion, conformément à cette maxime d'Ovide, *Multa viros nescire decet.* (*Art. amat.*, *lib.* 3 , *v.* 229.)

(69) Ce conseil sans doute ne peut manquer de plaire aux dames devant lesquelles se présentent parfois des jeunes gens qui, peu attentifs aux préceptes d'Ovide sur la propreté, comme moyen de plaire , ont des dents couvertes de limon et de tartre, et qui s'exposent ainsi au reproche que faisait un ancien poëte à Castellanus, dont la denture était négligée : « un levain de mal-
» propreté, lui disait-il, fermente dans votre bouche. »

   . . . . Cœnum tibi bullit ore.

Anthologia poetarum lat. Ed. Burmann , t. 2 , p. 468.

C'était sans doute pour éviter aux hommes une telle apostrophe , que le médecin Bretonnayau , dans sa *Cosmotique et Illustration de la face,* leur disait :

      Adoncque s'il advient que la dent, qui l'ivoire
      Doit passer en blancheur , soit rance , jaune ou noire,
      Tu y remédiras, les frottant, les lavant,
      Leur rouillure curant, qui les gaste cavant.

MOYENS

D'AVOIR LES DENTS BELLES ET BONNES.

CHAPITRE Ier.

Des Dents en général.

Il ne suffit pas de connaître avec les poëtes ce que les anciens faisaient pour leur denture, il importe bien plus de savoir ce qui peut la rendre, la conserver belle et bonne. Quoique l'idée de bonté semble devoir être inséparable de celle de la beauté, il n'est pas moins vrai qu'il y a des dents qui paraissent très - belles sans être bonnes, comme il y en a aussi pour la bonté desquelles on n'a rien à désirer, lors même qu'elles affectent la vue d'une manière désagréable. Là, ce sont des dents d'un blanc de lait, dont on a été obligé de limer les parties latérales pour en enlever la carie; avec des lèvres vermeilles, elles offrent encore l'image gracieuse du lys et de la rose réunis : ici, des

dents placées dans un ordre irrégulier semblent ôter à la physionomie le type de l'homme,
pour lui imprimer celui de la brute, d'où P.
Zacchias, dans ses questions medico-légales,
en a conclu que les canonistes devaient prendre en considération une telle difformité,
pour ne pas admettre à la prêtrise celui qui en
était défiguré. Si le plus souvent la nature,
pour l'organe dentaire, excelle dans ses opérations, il arrive quelquefois qu'elle a besoin de secours; tâchons donc de montrer en
quoi le dentiste peut et doit en être le premier
aide, comme l'a dit Hippocrate, *naturæ minister*.

Dire que le mot latin qui exprime une dent
est une abréviation d'un autre mot qui signi-
fie *mangeant* (1), n'est-ce pas démontrer que
les dents sont faites spécialement pour manger? On les trouve chez la plupart des animaux qui vivent d'alimens solides, avec cette
différence que l'homme réunit les espèces de
dents qui ont servi de caractères pour classer
ceux-ci en *herbivores*, *granivores* et *carni-
vores*, et que par cette raison les naturalistes
l'ont appelé *omnivore*, *qui mange de tout*.

_____

(1) *Dens quasi dictus edens.*

Lorsqu'on ouvre la bouche, elles paraissent sous la forme d'une double rangée demi-circulaire de petits corps blancs, durs et luisans; chez l'adulte elles sont au nombre de trente-deux, dont seize pour chaque mâchoire : les quatre du milieu sont légèrement aplaties et tranchantes, on les appelle *incisives*; leur rapport avec les quatre autres incisives de la mâchoire opposée ne permet pas de douter qu'elles ne coupent en agissant comme les lames des ciseaux. Sur les côtés sont deux dents plus rondes et plus aiguës qui semblent faites pour piquer et déchirer les alimens, comme celles des chiens, dont elles empruntent le nom (*canines*); on leur a donné le nom d'*œillères*, parce que leur racine très-longue s'approche plus de l'œil que celles de toutes les autres dents : elles ne communiquent cependant point avec cet organe, et les larmes involontaires qu'on voit couler, lorsqu'on les ôte, s'observent lors de l'extraction des petites et grosses molaires : on les appelle aussi *angulaires* à cause de leur forme, ou comme si, placées aux deux angles de la bouche, elles devaient en régler l'étendue. Plus en arrière, et de chaque côté cinq dents, dont l'action est de broyer et de moudre les alimens,

ont reçu le nom de *molaires*, deux petites et
trois grosses; et l'on peut dire avec assurance
qu'elles sont en effet à la mastication ce que
les meules sont au moulin.

Une moitié à peu près de chaque dent est
apparente; elle en forme le corps, autrement
dit la couronne; l'autre moitié est cachée en
partie sous la gencive, en partie dans une alvéole ou cavité qui se trouve au bord dentaire
de chaque mâchoire; c'est la racine qui est
simple dans les incisives et canines, souvent
bifurquée dans les petites molaires, toujours
double pour les grosses molaires d'en bas, et
triple pour les grosses molaires d'en haut. Du
rapport de ces parties résulte l'implantation
des dents qu'on peut comparer à un levier
dont la branche la plus courte est du côté de
la couronne, et la plus longue à la racine,
implantation qui est d'autant plus solide qu'il
y a un très-grand nombre de fibrilles d'un
tissu très-serré qui unissent étroitement la racine avec l'alvéole et la gencive, à moins que
des maladies n'aient détruit cette belle harmonie. C'est à cette solidité qu'il faut attribuer
le succès de ces tours de force que font certains hommes qui, sans en connaître les suites
fâcheuses, portent avec leurs dents les far-

déaux les plus pesans ; comme cette heureuse disposition semble être aussi la source de quelques - uns de ces tristes événemens dont j'ai parlé ailleurs (1).

Il n'est pas étonnant que des hommes qui n'avaient point étudié la nature, aient regardé les dents comme des corps inorganiques et sans vie, capables dé résister à toute destruction ; de là, sans doute, l'ingénieuse fiction qui représente Cadmus donnant naissance à des hommes en semant les dents du dragon qu'il a tué ; de là aussi cette idée qui ne paraîtrait pas moins heureuse, si notre religion permettait d'y ajouter foi, de prendre les dents pour le symbole de la résurrection , ainsi que le rapporte Tertullien (2).

La sensibilité des dents n'aurait cependant jamais dû permettre de lever des doutes sur leur organisation : qu'elles soient composées d'une substance osseuse d'un genre particulier, telle qu'on la remarque à leur intérieur

---

(1) *Voyez* ma Dissertation sur *les accidens de l'extraction des dents* , sect. I, § II.

(2) *Corruptionis in terrá adeò sunt expertes (dentes), ut eos pro redintegrandi corporis seminario in resurrectione haberet antiquitas.* Lib. de Résurrectione.

et aux racines; que la couronne soit enduite d'une couverte transparente et comme vitreuse, appelée *émail;* que la dureté de l'émail soit telle qu'il résiste au feu plus que la substance osseuse qu'il recouvre, et qu'on en puisse tirer des étincelles, soit en le frappant avec de l'acier très-trempé, soit en le limant dans l'obscurité; la formation des dents, leur accroissement et leur sortie ne peuvent avoir lieu sans une vitalité qui leur est propre, et qui se conserve toute la vie, lors même que, chassées de leur alvéole, elles ne tiennent plus aux gencives que par quelques fibres. Cette vitalité, qui est en rapport avec celle de tout le corps, n'appartient pas seulement à ce follicule, à ce corps mou et très-sensible contenu dans une cavité qui, du centre de la couronne, s'étend jusqu'à l'extrémité de la racine; les substances dures y participent aussi, quoique d'une manière plus obscure: elle est à l'un et à l'autre départie par ces artères, ces veines et ces nerfs qui se distribuent sur toute la face, et qui entretiennent entre toutes les parties de celle-ci une sympathie admirable.

Comme tout se forme par degrés dans la nature, la dent ne doit pas être dure primitivement; au contraire, molle et pulpeuse, elle

est d'abord chez l'homme comme cette dent
que le joyeux convive aime à trouver dans
une tête de veau; c'est une sorte de germe
qui se développe peu à peu, se durcit, s'é-
lève, traverse la gencive et vient à l'état où
on la voit ordinairement : tel un arbrisseau
germe, croît, soulève la terre, et parvient à
son dernier accroissement, tandis que vers le
sol il pousse des racines; comme celui-ci vient
heureusement, et prend de la vigueur sur un
bon terrain, comme son port n'y est pas toujours exempt d'irrégularité, comme enfin frêle
et délicat par son espèce, il requiert les soins
redoublés du jardinier; de même la dent pousse
bien chez un enfant sain et vigoureux, prend
une direction droite ou oblique, en raison
de sa situation primordiale ou de la forme
de la mâchoire, et attend la surveillance de
l'art pour son bel arrangement et sa conservation.

Sage dans ses fins, l'auteur de toutes choses
a mis et distribué dans l'épaisseur de chaque
mâchoire deux rangées de germes, ou plutôt
de follicules dentaires; elles sont l'une au-
dessus de l'autre : l'une est destinée pour les
premiers momens de la vie; l'autre pour un
âge plus avancé : de là ce grand et beau tra-

vail de la nature qu'on partage ordinairement
en époques connues sous le nom de première
et seconde dentition. Je dis ordinairement,
parce que quelques auteurs en ont parléd'une
troisième à laquelle on ne doit raisonnable-
ment s'arrêter qu'en la considérant comme
une exception très-rare aux lois générales de
l'organisation dentaire, ainsi que nous le ver-
rons ci-après.

Si l'orateur à qui Rome se glorifie d'avoir
donné le jour, compare les dents aux cordes
d'un instrument, qui modifient le son de la
voix; si pour parler la langue juive avec plus
de grâce S. Jérôme s'est fait limer les dents;
si elles servent aux physionomistes, pour en
déduire la longévité et le caractère moral de
l'homme; enfin si la beauté en fait un de ses
ornemens, le parasite à son tour ne les estime
que pour une fonction plus importante, où il
faut le voir mettre ces organes en action: di-
viser, déchirer, broyer les alimens font l'objet
de sa jouissance; il ne perd pas un coup de
dent; son teint frais annonce que la veille il
a fait une bonne mastication, et que de suite
la digestion en a été parfaite; il est donc la
preuve non équivoque de la vérité de cet adage
des médecins arabes: *C'est être ennemi de sa vie*

que de ne pas bien mâcher (1). En vain, pour
soutenir une opinion contraire à la nécessité
d'avoir de bonnes dents, on mettrait en avant
quelques individus totalement édentés, qui
mangeraient les croûtes les plus dures, qui auraient encore la voix distincte quoique faible,
et qui, exempts des rides de la vieillesse, auraient quelques-unes des grâces de l'enfance,
dont ils se rapprochent sous tant de rapports ;
ce sont des êtres en faveur desquels il doit exister quelque privilége : tels sont ces hommes
qui, n'ayant jamais porté de chaussures, ont
la plante des pieds si dure et si calleuse, qu'ils
ne craignent pas de marcher sur les corps les
plus aigus. Mais si on demandait à ces heureux édentés à quel prix ils ont acheté ces
tristes avantages, que de privations, de peines
et de douleurs ils accuseraient ! Faisons plutôt
attention à ces jeunes mères qui ont à se plaindre du peu de soin que leurs parens ont pris
de l'arrangement de leurs dents, et qui sont
si attentives à ce que celles de leurs enfans
soient aussi belles que bonnes.

---

(1) *Illum qui non benè masticaverit. animam suam
odisse constat.* Diss. de curâ dentium ad sanitatem pro-
ficua. Halæ, 1752.

~~~~~~

CHAPITRE II.

De la première dentition ou des Dents de lait.

—

Quoiqu'il soit généralement reçu de ne regarder la dentition que comme une opération
par laquelle les dents tendent à percer et à
traverser les gencives pour se ranger à leur
place, on ne peut cependant se dispenser de
la considérer sous un rapport plus étendu.
Comme toutes les parties du corps, l'organe
dentaire commence à exister dès les premiers
instans de la vie, et dans le sein de la mère ;
il se développe peu à peu, et prend par degrés et avec ordre son parfait accroissement,
lorsque la nature suit une marche régulière ;
de même quand celle-ci est contrariée, il en
partage tous les désordres. Hippocrate le premier a remarqué que la santé de l'enfant était
conforme à celle de la mère (1) ; vérité d'a-
près laquelle on ne peut douter que, lorsqu'une

_____

(1) *Ut valet mater, sic se habet puer.* Lib. de naturâ
pueri.

femme enceinte a une maladie grave, les germes des dents de son enfant n'en reçoivent une impression nuisible ; de là cette texture délicate ou difforme qu'on observe à quelques dents ; de là cette disposition à la carie ; de là enfin cette source de douleurs. Mères, qui voulez éviter celles-ci à ceux qui ne doivent recevoir de vous que les plus tendres caresses, regardez comme un bon avis cette observation du père de la médecine, étendez-en les effets sur l'enfant que vous nourrissez ; il a également sa part dans tout ce que vous souffrez alors au physique et au moral ; évitez donc, dans ces deux états, tout ce qui peut porter atteinte à votre santé, ou si, par un coup imprévu, elle est menacée de danger, pour l'en tirer que la médecine y apporte un prompt secours.

L'enfant naît, et la nourriture qui lui est destinée prouve qu'il n'a pas besoin de dents à sa première année ; cependant on a vu des enfans venir au monde avec une ou plusieurs dents ; là c'est un grand monarque, Louis XIV, en qui la présence d'une dent, à sa naissance, semble annoncer la force physique, et être comme le présage de sa grandeur future ; ici, c'est un enfant qui, au rapport de Polydore-Virgile, avait six dents en venant au monde ;

3.

mais la fin de la première année est l'époque
la plus ordinaire où les dents commencent à
paraître, et vers le trentième mois elles sont
toutes sorties au nombre de vingt; ce sont là
les dents de lait, ainsi nommées, parce qu'elles
viennent pendant que le lait est la seule nourriture de l'enfance, ou parce qu'elles en éga-
lent la blancheur. On les appelle aussi dents
primitives ou caduques; elles sont au nombre de dix pour chaque mâchoire, dont quatre incisives, deux canines, et quatre molaires; les incisives inférieures paraissent les
premières, ensuite les supérieures; après viennent les canines et plus souvent les molaires. Tout ici semble être à l'avantage de l'enfant; un intervalle d'un mois ou de six se-
maines, entre la sortie de chaque dent, paraît consacré au calme de l'irritation qui accompagne le plus souvent cette époque de
l'évolution dentaire; tant il est rare que la
sortie de toutes ces dents, et surtout des canines, ne s'annonce par le gonflement des
gencives, la chaleur de la bouche, la salivation et la rougeur des joues.

Ainsi se comporte ordinairement la dentition ; quelquefois cependant elle est si
calme et si facile, que la mère la plus tendre

n'a pas lieu de s'en douter, tandis que d'autres fois elle est laborieuse et accompagnée d'accidens qui font craindre pour les jours de l'enfant : dans ce dernier cas, quelles qu'en soient les causes, les effets n'en sont pas moins connus; ils ont été observés de tous les temps et presque en tout pays; ils se rapportent à ce que Hippocrate en a tracé le premier : « Il survient, dit-il, à ceux dont les » dents sont sur le point de percer, déman- » geaison des gencives, fièvres, convulsions, » diarrhées, surtout lorsque ce sont les cani- » nes, et aux enfans qui sont les plus gras, ainsi » qu'à ceux dont le ventre est resserré (1). » Ajouter à ce tableau, ce serait donner l'épouvante à des mères sensibles, qui ne s'effraient déjà que trop sur la dentition, sans prévoir ni combattre les causes qui la rendent souvent orageuse et quelquefois mortelle; mais le cacher, ou dire qu'il n'y a pas de dentition difficile et périlleuse, ce serait livrer trop de mères à une sécurité perfide,

(1) *Ad dentitionem verò accedentibus gingivarum pruritus, febres, convulsiones, alvi profluvia; et maximè ubi caninos dentes producunt, et iis qui inter pueros sunt crassissimi, et qui alvos duras habent.* Aphor., sect. III, 25.

et un jour elles n'auraient peut-être que trop
sujet de se plaindre de ce silence. En vain
quelques voix se sont fait entendre du fond
de l'Allemagne, en avançant (1) que c'est à
tort qu'on attribue des accidens à la dentition ; en vain quelques échos y ont répondu,
ni les uns ni les autres ne prévaudront jamais contre ce que la faux du temps semble
avoir voulu respecter. L'expérience la plus
constante a confirmé le dire de l'antiquité sur
les accidens de la sortie des dents ; tous les
hommes les plus célèbres en anatomie, en
médecine, en chirurgie, en accouchemens
et dans l'art du dentiste, tous, avec connaissance de cause, se sont rangés du côté de l'O-
racle de la médecine. Naguère encore une société célèbre (2) a voulu mettre le sceau à cette
antique vérité, en demandant *quels sont les*
moyens les plus sûrs de préserver les enfans
en nourrice des accidens auxquels la denti-
tion les expose, et d'y remédier lorsqu'ils
en sont atteints, et surtout en couronnant

---

(1) Hecker, dans un ouvrage écrit en allemand sur
l'anatomie pathologique ; Wickmann et Conradi. *Voyez*
la Bibliothèque médico-germanique.

(2) La Société royale de Médecine de Paris, année
1781.

plusieurs médecins qui avaient répondu à cette question, et parmi lesquels M. Baumes se trouve le premier.

Convient-il de dire ici que, fort d'autant d'autorités, un jeune adepte n'a pas craint, dans son acte d'inauguration doctorale en l'Université d'Iéna, de combattre et de repousser les doutes qu'on cherchait à élever sur les accidens de la dentition? Il observe que les auteurs de ces doutes ressemblent aux novateurs, qui, pour faire rejeter et mépriser une opinion reçue, proclament qu'elle est erronnée, lorsqu'eux-mêmes ils sont dans l'erreur (1). Un célèbre professeur de Vienne enseignait aussi dernièrement (2) à ses élèves que l'évolution dentaire s'opére avec un état maladif, comme la chute des poils, des cornes et des bois des différens animaux.

---

(1) *Verùm etiam culpandum jure meo censeo accusatorem et spretorem receptæ opinionis, qui novatorum more, dum interdum fefellerat, eam ideò semper falsam et vanum esse jactitat.* Lud. Wol. Wagner, diputatio inauguralis medica de dentitione difficili à dubiis clarissimi Wichmani vindicata; Ienæ 1798.

(2) *J. P. Frank, de curandis hominum morbis epitome juxtà ejus prælect.* Liv. VII, de nevrosibus, sect. I, or. III.

Mais pourquoi ne pas plutôt s'en tenir à comparer la dentition à ces autres actes de la nature, qui chez l'homme tantôt suivent une marche régulière et bénigne, et tantôt s'opèrent avec un désordre affligeant ? Tels sont, entre autres, les différens états qui conduisent à la maternité; on n'a que trop souvent à en redouter les accidens. Si ceux qui ont avancé que l'on attribuait sans raison des accidens à la dentition avaient porté, avant tout, leurs regards sur la manière dont se comporte l'organisation des dents chez des enfans bien portans ou malades, ils auraient appris à connaître ceux en qui la sortie des dents est précoce ou tardive, les gencives rouges et sensibles, ou blanches et presque sans aucune sensibilité, et ceux dont les dents sont jaunes ou maculées, grosses ou grêles, bossuées, rayées ou picotées : dès lors ils n'auraient pas balancé à croire que la dentition peut être troublée, suivie de symptômes fâcheux, et ils en auraient cherché les causes et les moyens de les prévenir.

D'après ces observations et tant d'autorités, on ne peut pas douter que la dentition ne soit parfois difficile, douloureuse et accompagnée de plusieurs accidens : les maladies qu'éprouvent

les mères pendant leur grossesse ou leur nourriture y contribuent; c'est donc une raison
d'y remédier le plus promptement possible ;
mais il est d'autres états de la vie où, si les
mères et nourrices ne se surveillent pas, leur
santé, sans être troublée d'une manière apparente, exerce sur celle de leur enfant une influence aussi préjudiciable que les maladies', et
dans ce cas la dentition peut s'en ressentir.
C'est pourquoi il importe de les prévenir que les
alimens succulens, les boissons spiritueuses,
la privation du sommeil, une vie trop molle
ou luxurieuse, les passions exaltées, telles que
la tristesse, la colère, etc., doivent être pris
en considération. Hélas! plus d'une fois des
médecins se sont vus obligés d'en faire la remarque, et même il est peu de mères qui,
obligées de se faire ôter une dent pendant leur
grossesse, n'en aient craint les suites, qui toutefois ne peuvent tenir qu'à un sentiment de
frayeur, et nullement à l'opération.

Cependant sans en rapporter la cause à la
mère ou à la nourrice, les accidens de la dentition peuvent dépendre de la constitution de
l'enfant et des maladies qu'il éprouve; plusieurs expériences faites en 1740 par Bunon,
et depuis par Mahon, tant sur le vivant que

sur le cadavre, ont mis cette vérité hors de
doute ; et l'homme de l'art à souvent occasion
de remarquer que l'émail de quelques dents
primitives ou secondaires offre des vices de
conformation, dont la vraie cause est l'impression que leurs germes ont reçue des maladies :
tantôt ce sont des espèces de piqûres; tantôt
on voit une ou plusieurs petites rainures trans-
versales plus ou moins profondes, qui ressemblent à la trace que laisse une corde sur un
corps mol; quelquefois c'est une sorte de saillie de la substance osseuse qui a pris la place
de l'émail dans certains endroits, et qui est
toujours jaunâtre. Il n'est pas rare enfin de
voir les couronnes des dents comme marbrées
en raison des macules jaunes et blanches dont
l'émail est taché. Presque toujours dans ces dé-
fauts qui existent avant que les dents ne soient
sorties, l'émail a peu d'épaisseur, et parfois
même il manque tout-à-fait, ainsi que je l'ai
observé sur un grand nombre de dents, dont
j'ai déposé quelques-unes dans les cabinets
d'anatomie de la Faculté de Médecine de Paris; ce qui me fait regarder ce vice primordial de l'organe dentaire comme une trace
d'atrophie spéciale ou de défaut de nutrition.
Outre ces difformités apparentes, les dents,

par une même cause, peuvent avoir acquis un défaut de solidité dans leurs substances : telles sont celles qui sont d'un blanc-bleu, et celles qui, quoique jaunes, ont quelque ressemblance avec la corne fondue. Presque toutes ces dents, entachées dans leur principe, ont une plus grande susceptibilité pour la douleur et la carie.

Tant de faits acquis par l'observation ont dû mettre sur la voie pour découvrir que, suivant les constitutions et les maladies des enfans, les dents sont primordialement bonnes, ou mauvaises, informes, très-grandes ou très-petites. Alphonse Leroy, dans son Traité de la médecine maternelle, va plus loin ; à ces mêmes causes il attribue les retards et les accidens de la dentition ; « elle est retar- » dée, dit-il, si l'enfant est faible et issu de » parens débiles, s'il a reçu une nourriture » insuffisante. » Il observe également que certaines causes morbifiques de la mère et de la nourrice peuvent l'accélérer ; il eût pu ajouter que quelques maladies dans les enfans produisent le même effet, comme on le voit, chez les rachitiques, dont l'accroissement de la tête et des parties qui en dépendent est presque toujours prématuré ; mais ces dents, comme le

dit judicieusement ce médecin, sont semblables à ces fleurs précoces dont la durée est
toujours passagère. La sensibilité des gencives
et des autres parties molles de l'organe dentaire, dont la source est dans l'expansion d'un
nombre infini de petits rameaux nerveux qui
sont dans toutes les parties de la face, n'est
pas la même chez tous les enfans : elle est plus
grande chez ceux qui sont sanguins, replets,
nerveux, que dans ceux qui sont pâles, débiles,
et dont les chairs paraissent molles ou bouffies.
Aussi voit-on les dents des premiers sortir avec
douleur, tandis qu'elles sortent lentement et
sans trop de sensibilité chez les seconds. De là
aussi le refus que font les uns de tout aliment
un peu solide, et de l'introduction du doigt de
la mère où de la nourrice dans leur bouche.

Puisqu'il est notoire que le travail de la
dentition éprouve tant d'entraves, les pères et
mères ne doivent pas rester dans une sécurité
parfaite sur tous les désordres de la santé de
leurs enfans, lorsque les dents ne sont pas
toutes sorties. Il est de ces désordres dont il
faut promptement arrêter le cours ; il en est
d'autres au contraire qu'on doit quelquefois
regarder comme autant de bienfaits de la nature : parmi ces derniers on range, quand il

n'y a pas d'excès, le flux de la salive, les dé-
voiemens, les éruptions, ces suintemens qui
se font derrière les oreilles, la gourme et la
vermine de la tête; ce sont des voies qui
semblent détourner des dents une humeur
âcre, ou diminuer l'irritation qui accompagne
leur accroissement et leur sortie. Ici la sollicitude maternelle se convertirait bientôt en
un sentiment de frayeur, si elle ne trouvait
promptement des éclaircissemens utiles chez
le médecin, le chirurgien, ou chez quelque
dentiste à qui les grands principes de la médecine ne sont point inconnus (1).

Il importe cependant d'observer ici, d'après
une triste expérience, qu'il n'est pas rare de

(1) Celui-ci seul doit, dans ce cas, mériter plus de
confiance que quiconque n'aurait de savoir que ce qu'il
faut pour être reçu *expert-dentiste*, après avoir subi
deux examens sur la théorie et la pratique de cette partie de l'art de guérir, comme il s'est toujours pratiqué
en France depuis le treizième siècle. Bien différens des
médecins dentistes qui existaient en Egypte et à Rome,
ainsi que le rapportent Hérodote et Galien, ne pourrait-
on pas, avec l'auteur des Mémoires philosophiques et
critiques pour servir d'apologie aux femmes, tom. I,
pag. 2 et 15, en comparer plusieurs à ces ébénistes qui
tiennent tout prêts et mettent en exposition *des mâchoires, des râteliers d'ivoire?*

voir confondre les accidens de la dentition avec les diverses maladies de l'enfance, soit qu'elles aient leur siége à la bouche, soit qu'elles en soient éloignées; on s'attache au traitement des uns, et on néglige celui des autres; les moyens sont sans succès, l'enfant meurt, et le tableau des décès atteste le fatal événement sous le titre de *dentition*, que l'enfant n'ait pas encore trois mois, ou qu'il ait trois ans et plus. Aussi, dans ce cas, si l'on consulte les tables de mortalité des villes et des campagnes, le nombre des victimes de la dentition paraîtra certainement effrayant ; mais prenant en considération ce que l'erreur a pu y ajouter, on y trouvera toujours beaucoup de différence dans les unes et les autres : heureuses campagnes ! vos industrieuses habitantes, avec des usages aussi antiques que leurs mœurs, élèvent leurs petits enfans d'une manière plus conforme à la nature ; elles n'offrent point dans leurs soins le spectacle de ce raffinement que les mères à la ville, avec plus d'apparence de sensibilité, ont puisé dans ces théories d'éducation, qui ne connaissent pas l'expérience pour base. Il ne faut cependant pas confondre dans cette classe une foule d'écrits dérobés à la pratique distinguée de

leurs auteurs, parmi lesquels on doit compter ceux de Desessartz (1) et de M. Friedlander (2). Les principes sur les moyens de procurer une meilleure constitution à l'homme,
y sont solidement établis, et ils seront toujours utiles pour rendre l'appareil dentaire
aussi agréable que solide. Ces écrits, dictés
par l'observation, m'ont été d'une très grande
utilité pour rechercher et développer ici ce
que les divers modes d'éducation peuvent offrir de nuisible ou d'avantageux pour la dentition.

Le premier cri de l'enfant, que toute mère est
avide d'entendre, ne reconnaît peut-être d'autre
cause, que l'action de l'air sur son corps : le
passage subit d'un endroit chaud dans une
atmosphère froide affecte également tous les
hommes; quoique les premiers effets qui en
résultent soient nécessaires à l'enfant qui
naît, il ne faut pas en conclure qu'on doive
les entretenir et les augmenter par un moyen
que la nature repousse, et sur lequel elle

---

(1) Traité de l'Education corporelle des enfans en
bas âge, in-8°, Paris, 1799.

(2) De l'Education physique de l'homme, in-8°, Paris, 1814.

donne des avertissemens bien précieux. Cette
mère si prévoyante n'en appelle point au froid
pour toutes ses productions; tout ce qui vit,
au contraire, a besoin de chaleur; par elle
les plantes germent, croissent, fleurissent et
donnent des fruits; sans elle l'œuf fécondé ne
se développerait point, l'animal nouvellement
éclos deviendrait languissant, et périrait:
c'est dans ce cas qu'on voit l'industrie des
animaux à l'égard de leurs petits; ils cherchent à les mettre à l'abri des injures de l'air;
et s'ils n'ont préparé un local pour en modi-
fier les effets, leur corps y supplée, et semble
entretenir ce principe de vie que les anciens
rapportaient à la chaleur. Bel exemple qu'on
ne doit pas suivre à la lettre, mais qu'il est
si facile d'inspirer par toutes les voies que la
tendresse indique! Si donc l'homme, comme
le dit Alphonse Leroy, a partout l'instinct de
se couvrir de vêtemens, et de se procurer du
feu pour se défendre du froid, ne doit-on pas
en juger qu'un enfant nouveau-né attend de
ceux qui l'entourent d'être enveloppé dans des
langes modérément chauds (1), en observant

---

(1) . . . *Tenerum infantem tepidis involvite pannis.*
SCÆVOLÆ SAMMARTHANI, *Pædotrophiæ, lib. II.*

toutefois de ne pas les serrer de manière que
les mouvemens de la poitrine et du bas-ventre
soient gênés, encore moins suspendus, comme
une trop funeste expérience ne l'a que trop
prouvé; car, dans ce cas, les parties qui contiennent ces grandes cavités ne remplissant
leurs fonctions qu'avec peine, la circulation
du sang s'y fait très-difficilement, et elle
devient par conséquent trop active du côté
de la tête, où la prédominance de ce fluide
vivifiant, toujours plus grande chez l'enfant
que chez l'adulte, peut être facilement cal-
culée, d'après l'examen comparatif de leur
tête et du reste du corps. Aussi la dentition
est-elle toujours plus avancée chez les enfans
dont la tête est très-volumineuse.

Le désir de voir les hommes accoutumés
à supporter sans inconvénient les intempéries
des saisons est certainement bien fondé ;
mais les premiers jours de la vie sont-ils les
momens qu'il convient de choisir pour satisfaire à ce vœu , et les préceptes de tenir les
enfans habituellement nus ou couverts du
vêtement le plus léger sont-ils conformes à
la nature et à l'observation? Un examen comparatif des listes de mortalité, faites chez les

4

peuples, qui suivent ce genre d'éducation physique, et chez les nations à qui il est étranger, ne paraît pas avoir encore servi à ré-
soudre ces questions. O mères qui avez suivi
ces principes, paraissez, et rendez un témoignage véridique sur leur exécution ponctuelle
à l'égard de vos enfans ! dites-nous si ces
objets chéris de votre tendresse, avec un
corps maigre et sec, avec une peau rude et
décolorée, n'ont pas excité plus d'une fois
votre inquiétude aux époques de la dentition?
Une fibre dure et sèche, telle qu'elle est dans
cet état, ne peut se prêter aisément à l'accroissement et à la sortie des dents, et le
développement ne pouvant se faire convenablement, il en résulte de nouveaux obstacles qui s'opposent aussi au bel arrangement de ces organes. Ici ma plume s'arrête
pour éviter de nouvelles douleurs à quelques-
unes d'entre vous ; mais que dira la jeune
fille qui, soumise à ce genre d'éducation,
sans considération pour son sexe ne se distingue plus parmi ses compagnes que par
cette force qui n'appartient qu'à l'homme? Sa
bouche le plus souvent n'a pas le sourire des
Grâces.

L'air seul ne suffit pas aux auteurs de cette
éducation *frigorifique* (1); l'eau paraît offrir
un moyen plus actif. Suivant eux, Achille, nouveau-né, plongé dans l'onde glaciale du Styx,
en prouve les avantages; les Gaulois, les Nègres et les Lapons assujettis à cet usage, invi-
tent, par leur forte constitution, à en éprouver
les bons effets; cependant, par quel sentiment les partisans du bain froid ne l'adoptent-
ils pas sans restriction? Ici, l'auteur d'Emile
observe que, pour les enfans amollis par la
faiblesse de leurs parens, il faut commencer
par suivre l'usage (de les laver avec de l'eau
tiède), et ne s'en écarter que peu à peu; là,
Underwood, auteur d'un traité des maladies

---

(1) C'est ainsi qu'on doit appeler tout moyen qui imprime au corps le sentiment du froid, au point qu'il le
conserve toujours : on a vu des hommes élevés avec des
bains froids, dont les membres, comme gelés, ne pouvaient jamais, dans le cours de leur vie, se réchauffer
devant un bon feu. Il ne sera peut-être pas inutile d'observer que comme ce genre d'éducation a déjà été proposé chez les anciens, de même il a été combattu par
les raisonnemens les plus solides. Galien, cet illustre commentateur d'Hippocrate, avertit que l'usage des
bains froids ne convient nullement aux enfans, dont il
endurcit la peau, et dont il empêche l'accroissement.
Lib. de Sanitate tuenda.

4.

des enfans, recommande de ne jamais mettre
au bain l'enfant sensible et délicat, que quand
on aura un peu fait chauffer l'eau, pour l'y
accoutumer, en diminuant par degrés la chaleur du bain. Tant de prévoyance serait-elle
l'effet de la sensibilité? La nature dans la bouche d'un enfant mis dans le bain froid, a un
langage si véridique et si puissant ! Ses cris
inspireraient-ils donc à ces auteurs des craintes sur les suites de l'immersion froide pour
l'enfant qui vient de naître? ils n'en mon-
trent aucune, lorsqu'ils désorganisent le système cutané, dont les fonctions sont d'une im-
portance majeure et si nécessaire à la santé.
Pour parvenir à leurs fins, on serait tenté de
croire qu'ils veulent, à force de bains froids,
changer la nature de l'homme, en rendant sa
peau dure et écailleuse, ainsi que l'a très-bien
observé M. Marcard dans son Traité de la nature et de l'usage des bains.

L'endurcissement de la peau étant un obstacle à la transpiration insensible, on ne sera
point étonné de ces couleurs jaunes, pâles,
livides, que Lefebvre de Villebrune (1) dit avoir

---

(1) *Voyez* son excellente traduction du Traité de
M. Underwood, part. II, chap. IV.

vues à tant d'enfans qu'on s'opiniâtrait à mettre dans des bains froids ; « mais, ce qu'il im-
» porte de remarquer pour notre objet, c'est
» surtout à la dentition, dit ce traducteur,
» que cet effet se manifeste par des selles pu-
» trides, abominables que ces enfans rendent,
» et dont ils sont les victimes. » Ajouterai-je,
avec M. Marcard, que si l'effet des bains froids,
en agissant sur les nerfs, est de guérir quelques affections nerveuses, ils peuvent aussi
donner naissance à d'autres; Hippocrate et
Galien avaient déjà remarqué que des convulsions en avaient été la suite; et quelle époque de la vie semble plus favorable au développement de cette maladie, que celle où se
fait le travail de la dentition? De tous les âges,
dit le père de la médecine, aucun n'est plus
exposé aux convulsions que l'enfance (1). Dès
lors il ne suffit pas de dire que les enfans faibles succombent à l'usage du bain froid; ceux
qui sont forts et vigoureux, ne sont pas toujours exempts d'en être la victime, particulièrement au temps de l'évolution dentaire.
Il y a plus de trente ans que Baudelocque pu-

_____

(1) *Pueris verò convulsiones impendent.* Liber de
aëre, locis et aquis.

bliait cette vérité dans ses cours et dans ses
écrits; une telle autorité doit être d'un grand
poids, pour faire renoncer à un usage aussi
pernicieux.

Souvent j'ai vu des personnes de tout âge
souffrir des douleurs de dents, pour avoir eu
froid aux pieds, ou pour les avoir eus long-temps
mouillés; il est également à ma connaissance
que des enfans ont eu des serremens de mâchoires, ou que les glandes du cou et celles qui
avoisinent les dents ont été douloureuses, et
affectées d'inflammation et d'abcès, pour avoir
eu la tête nue et à l'air, surtout quand les
oreilles, qui étaient dans le cas de suinter,
avaient été prises de froid. C'en est assez sans
doute pour voir combien il est dangereux et
nuisible à la dentition de tenir les enfans
habituellement les pieds nus et la tête découverte, ou de laver ces parties, ainsi que les
oreilles, avec de l'eau froide. D'un autre côté, l'accroissement et la sortie des dents tenant presque toujours la bouche et les parties
environnantes dans un état d'irritation, on ne
balancera pas à croire que cette éducation,
dont les moyens froids font la base, peut,
en augmentant cette irritation, rendre plus
fréquentes les maladies qu'on y observe chez

les enfans, telles que fluxions, aphtes, abcès, ulcères gangréneux, maux de gorge de toute espèce, et peut-être plus particulièrement le croup : on a remarqué que cette cruelle maladie, qui suffoque promptement les enfans, était endémique, c'est-à-dire, habituelle en Écosse ; peut-être aurait-on dû observer que les Écossais se plongent dans l'eau, même au fort de l'hiver, eux et leurs enfans.

D'après ce qui vient d'être exposé, il ne faut pas en conclure que le travail de la dentition exige qu'on fasse étouffer les enfans sous le poids de la chaleur ; il est un terme pour toutes choses, et les meilleures cessent d'être bonnes, si l'on en abuse : l'accroissement des dents et leur sortie ne s'opèrent que par une augmentation des forces vitales, dont l'action entretient la chaleur ; tout moyen qui ajouterait à l'effet de ces forces, contrarierait le vœu de la nature. C'est en jetant des combustibles au feu, qu'on en augmente la force, et on ne l'éteint point avec ce qui peut lui servir d'aliment. Vêtir l'enfant autant qu'il est nécessaire, pour le mettre à l'abri de l'impression subite du froid et du chaud, est ce que la nature demande pour une facile dentition ; partout elle en offre l'exemple ; tâchons de l'imiter plu-

tôt que de croire qu'on peut faire mieux, et
laissons les Anglais, faisant marcher leurs enfans nu-pieds, suivre les conseils de leurs doc-
teurs Locke, Floyer, Hamilton et autres. En
vain on invoquerait ici le témoignage de Rous-
seau ; son éloquence ne peut prévaloir contre
les vraies connaissances de l'économie animale, ni contre les solides raisons de l'expérience
médicale. En rejetant aussi l'usage des bains
froids, il ne faut pas avoir recours aux bains
chauds, ni tenir l'enfant à un air dont la chaleur soit au-dessus du tempéré; ce serait le
rendre trop susceptible de prendre des maladies.

L'eau tiède doit être préférée pour la propreté de l'enfant; telle est l'opinion des pra-
ticiens les plus distingués, parmi lesquels on
a pu compter le professeur Baudelocque : un
bain d'une chaleur tempérée nettoie la peau
de tout ce qui peut lui être nuisible, en dilate
les pores, facilite l'insensible transpiration,
et surtout l'absorption de ce fluide aqueux,
qui ne contribue pas peu à donner de la souplesse à la fibre; souplesse nécessaire à l'accroissement, dont la dentition est une partie
si précieuse; souplesse dont les femmes, dans
un âge plus avancé, tirent tant de parti pour

se conserver les grâces enfantines. L'accroissement des dents se fera donc mieux, si on a recours au bain tiède? Il n'en faut pas douter. N'en portons pas cependant l'usage à tous les jours; une plante qui serait sans cesse arrosée, n'aurait pas un plus beau port, et elle ne posséderait pas ses véritables qualités. Que par intervalle on baigne l'enfant; le moment favorable est quand la peau est brûlante et sèche, que le ventre est resserré, et surtout lorsque la bouche échauffée laisse échapper des exhalaisons brûlantes; tant que la dentition n'est pas finie, la bouche doit être un sûr guide pour l'emploi du bain; elle est le point central d'irritation jusqu'à l'âge de quatorze à quinze ans, et la chaleur s'y manifeste en conséquence. La difficulté qu'on éprouve de faire boire les enfans, doit, dans ce cas, faire recourir au bain; il tient lieu de boisson, et contribue ainsi à tempérer toute espèce d'irritation et de chaleur. C'est par l'usage des bains tièdes, dit Hippocrate, qu'on met l'enfant à l'abri des convulsions, qu'on facilite son accroissement, et qu'on lui procure un teint frais et coloré (1).

_____

(1) *At pueri infantes per multum tempus aquâ calidâ lavandi sunt.... quæ facienda sunt, quò minùs convul-*

Si l'eau tiède en bains a tant d'avantage, il ne faut pas croire qu'il en soit de même en lotions; le corps mouillé avec de l'eau chaude, qui se refroidit promptement, tremble et frissonne; il n'en faut user que pour quelques parties du corps, mais jamais pour la partie de la tête qui est couverte de cheveux. Cette partie ne doit être mouillée que par le baigneur qui plonge, ou quand elle doit recevoir la douche; autrement la nature démontre qu'elle a tout fait pour la mettre à l'abri de toute humidité; ce fluide insensible qui transpire de la peau du crâne, et de la masse de cheveux qui la couvre, ne semble-t-il pas prouver sa destination par sa qualité huileuse? Frottez plutôt la tête des enfans avec des brosses de chiendent et autres; peignez-la quand les cheveux le commandent; et, pour n'y point laisser de petites pellicules ni de duvet, ayez recours à une éponge bien sèche ou à un morceau d'étóffe de laine; l'un et l'autre contribuent à en enlever tout le gras. Trop de personnes d'un certain âge, pour s'être lavé la tête avec de l'eau chaude ou

---

sionibus tententur, magisque adolescant, et coloratiores evadant. Lib. de salubri victûs ratione.

froide, ont eu.à se plaindre de leurs oreilles, de leurs yeux, et surtout de leurs dents : les enfans ne courent pas moins de risques, lors même qu'on ne voit aucune trace de l'organe dentaire; pour être encore caché sous la gencive, il n'en est pas moins susceptible d'être affecté.

Si je suis entré dans quelques détails sur ces moyens proposés pour donner à l'homme plus de force, et l'accoutumer dès le plus bas âge à supporter sans risques toutes les injures des saisons, c'est qu'il entrait dans mon objet de démontrer en quoi ces moyens pouvaient convenir ou nuire au développement des dents, à leur sortie, et de suite à leur conservation.

Il importe aussi de ne pas ignorer que, comme l'air et tout ce qui agit sur l'extérieur du corps sont quelquefois la cause d'une dentition laborieuse, de même la nourriture peut en déranger la marche : cela paraîtra peut-être extraordinaire, si l'on considère que la nature ne semble avoir donné pour aliment à l'enfant, dont les dents ne sont pas encore sorties, qu'une liqueur douce, sucrée et très-nutritive; préparée dans les seins de sa mère, elle est seule convenable aux forces des organes digestifs d'un être si délicat; mais sa préparation est-elle toujours selon le vœu de la nature? Tant de causes peuvent la faire varier! Qui ne sait que le lait participe à la qualité des alimens de la mère ou de la nourrice, et qu'il peut être trop nourrissant, échauffant, et, ce qu'on aura peine à croire, enivrant? Qui ignore que l'insomnie, le travail forcé et les sueurs excessives, en altèrent la bonté, ainsi que les passions trop vives, telles que la colère, la frayeur, etc.? Que sera-ce si à cette nourriture, la plus salubre pour l'enfant, on en substitue une artificielle, c'est-à-dire, que l'art cherche à imiter, mais qui n'offre jamais les mêmes avantages? A combien de dangers n'expose-t-on pas aussi la santé de l'enfant, et par conséquent sa dentition, si on se permet, comme je l'ai vu plus d'une fois, de lui donner du café, du vin sucré ou de la liqueur? Cessez plutôt de nourrir vos enfans, mères qui les négligez ou qui ne les aimez que pour en faire des joujoux; autrement la dentition marchera, mais avec des accidens qui ne vous laisseront que des regrets : vous accuserez cette opération de la nature, et vous seules serez les coupables.

Il y aurait certainement encore beaucoup de choses à dire sur ce qui peut être favorable ou nuisible à la dentition, dans l'éducation physique des enfans; mais comme elle dépend toujours de la bonne constitution et de la santé de ceux-ci, une mère aussi vigilante que tendre n'oubliera point, d'après ce que j'ai rapporté, de faire attention à tout ce qui peut porter du trouble à l'évolution dentaire; et, semblable à cet amateur de beaux fruits qui fait soigner ses arbres, elle aura le plus grand soin de solliciter les conseils d'un médecin éclairé. Lui seul peut la diriger en toute sûreté dans la conduite qu'elle doit tenir à l'égard de l'objet de ses caresses; lui seul peut dissiper quelquefois d'un mot les inquiétudes que les dents de celui-ci pourraient inspirer; lui seul enfin peut démêler les accidens de la dentition d'avec les symptômes des maladies de l'enfance, surtout à la vue de cet enfant chéri, bien constitué qui s'est toujours bien porté, jusqu'au moment où il souffre, et où il a les lèvres, les yeux et les joues très-rouges, la bouche brûlante, les gencives douloureuses, l'haleine échauffée, la salive abondante, les selles fréquentes et verdâtres, le corps continuellement agité ou dans un acca-

blement absolu, le sommeil ou interrompu
par des cris ou presque léthargique, la toux
presque convulsive et avec accès réitérés, le
vomissement et le hoquet se répétant à chaque
instant, quelques mouvemens convulsifs, le
pouls tantôt calme, tantôt élevé et tantôt dé-
primé, la fièvre enfin, dont souvent il est difficile de reconnaître le caractère. Arrêtons-
nous ici, une seule partie de ce tableau suffit
pour donner l'éveil.

Telle est la marche simple ou difficile de
la nature pour la première dentition; si elle
ne se signale pas tout-à-fait avec autant
d'orage pour la seconde, c'est que l'âge amène
des changemens dans le physique des enfans:
avant qu'il ne paraisse aucune dent, il existe
cinquante-deux germes, dont le développement demande plus de forces vitales et plus
de sucs nourriciers, que lorsqu'il n'y en a
plus que trente-deux après la sortie des vingt
premières, et ainsi de suite jusqu'à la sortie
des dernières; de là cette diminution pro-
gressive dans la circulation vers la tête en
général, et spécialement vers la bouche; de
là moins d'irritation et de douleurs avec l'âge.
D'un autre côté, pendant tout le temps de la
première évolution dentaire, l'enfant ne parle

pas, ou s'il balbutie, il faut encore deviner ;
en vain son doigt à la bouche semblerait
marquer que c'est le siége de son mal, celui-
ci a souvent une source éloignée ; mais comme
à cette époque on rapporte tout aux dents,
on ne cherche pas de causes morbifiques. Au
contraire, à sept ans et au-delà, les cris réitérés et perçans de l'enfance sont remplacés
par un langage plus expressif, et les dents ne
sont plus montrées pour le ventre, ni l'oreille
pour les dents : on souffre peut-être un peu
moins, parce que les jeux, se multipliant avec
l'âge, augmentent le nombre des distractions;
et la douleur, plus *raisonnable*, paraît leur
céder la place et se taire. Il n'est cependant
pas rare de voir depuis l'âge de sept ans jusqu'à quatorze, et même lorsque les dents de
sagesse tendent à sortir, des engorgemens des
glandes de la bouche, des maux de tête, des
douleurs de mâchoire et d'oreilles, une salivation abondante, la diarrhée et la fièvre. C'est
à cet âge aussi qu'on éprouve d'une manière
sensible la différence qui existe entre les bains
froids et les bains chauds ; j'ai vu des enfans
de sept ans, accoutumés aux premiers, être
obligés d'y renoncer et d'avoir recours à la

douce température des seconds, et en retirer beaucoup d'avantages.

La sortie des dents de lait requiert-elle les soins du dentiste? Non certainement; c'est une opération le plus souvent bénigne : il ne manque cependant pas de cas où la sollicitude maternelle a besoin de conseils, et le médecin, comme dentiste, ou le dentiste devenu médecin dans ce cas, indique ce qu'il convient de faire, soit quand le ventre est trop resserré ou trop relâché, soit quand la fièvre est trop forte et de trop longue durée, soit lorsqu'il y a trop d'irritation et qu'on craint les convulsions : la diète, les boissons délayantes tant de l'enfant que de la nourrice, les bains tièdes, les sangsues derrière les oreilles, le rappel d'une humeur ou d'un point d'irritation supprimée, tels sont les moyens dont l'homme de l'art sait faire une juste application : en vain j'exposerais les cas où chacun peut convenir; une funeste erreur est toujours à craindre, et les mères ne doivent point en trouver ici la source. Qu'elles ne croient pas non plus que, pour arrêter cette irritation douloureuse de la gencive, produite par les dents qui cherchent à sortir, il faille déchirer avec l'ongle

cette partie qui les recouvre : pour quelques
cas où l'art a pu employer avec succès l'incision de la gencive, des nourrices indiscrètes
en ont souvent augmenté la douleur. Une
tranche de citron ou un petit linge trempé
dans du verjus, en calmant l'irritation de la
gencive, rend le tissu de celle-ci plus facile à
se rompre sous la dent qui fait effort pour sortir, et sous ce rapport on pourra quelquefois
y avoir recours; mais il convient d'être pru-
dent pour ne pas abuser de ce moyen.

Il est si naturel de donner des hochets aux
enfans, qu'on n'est embarrassé que sur le
choix de ce qui en fait la principale partie;
les hommes de l'art se plaignent également de
ceux qui durcissent les gencives, et de ceux
qui les relâchent. Le plus souvent la bouche
de ces enfans, échauffée par le travail de la
dentition, appète ce qui peut la rafraîchir,
et tout corps qui se trouve sous leurs faibles
mains, leur paraît propre à satisfaire ce besoin; sous ce rapport les hochets de cristal,
de corail ou d'ivoire semblent avoir quelque
avantage; il ne faut cependant pas leur en
faire une habitude de trop bonne heure, parce
que les gencives, pressées continuellement par
ce corps dur, perdraient leur souplesse, et ne

seraient percées qu'avec plus de peine par la
dent qui pousse : dans tous les cas, il est pru-
dent d'en suspendre l'usage de semaine en semaine, et d'y substituer une racine de guimauve ou de réglisse, ou toute autre substance qui puisse relâcher et ramollir un peu
la gencive, et en diminuer l'irritation. On
fait avec la gomme élastique des hochets qui
n'ont pas l'inconvénient de durcir ni de relâcher les gencives; une petite croûte de pain
amincie peut aussi en tenir lieu.

Quant aux colliers qu'on propose pour faire
pousser les dents sans douleur, dans presque
tous les cas ils ne peuvent nuire, s'ils ne sont
pas utiles; de quelques-uns il peut s'échapper
des effluves qui, étant absorbés par les pores
de la peau, portent du calme dans les fonctions quelquefois trop agitées de l'économie
animale, et entretiennent cette belle harmonie
si nécessaire à la dentition : tels sont ceux qui
sont faits avec le camphre, la racine de pi-
voine, de valériane et autres substances dont
l'odeur est forte; mais pour ceux-là, sur lesquels il ne faut cependant pas trop compter,
combien il y en a qui n'agissent que sur l'imagination de la mère ou de la nourrice.

Ah! quelle jouissance pour une mère sen-

sible, quand la dernière des vingt dents de
lait a percé la gencive! Le sourire gracieux de
son enfant, auquel la présence de ces dents
ajoute tant de charme, n'est plus mêlé d'inquiétude : leur bel arrangement et leur blancheur sont l'objet de son admiration, et déjà
elles lui donnent l'espoir que celles qui les
remplaceront auront les mêmes avantages. Le
temps s'écoule, et l'art le plus souvent est inutile à la bouche de l'enfant, à moins que des
douleurs n'avertissent que parmi ces dents
quelqu'une est affectée de carie : comme un
jour cette dent doit tomber, il faut en préci-
piter la chute, c'est-à-dire, en faire l'extraction, si sa présence donne lieu à des abcès
ou à des ulcères de la bouche, ou si le repos de
l'enfant en est troublé; autrement on peut
l'abandonner à la nature plutôt que de faire
connaître sans nécessité la douleur d'une opération à un être délicat, qui n'apprendra toujours que trop tôt à souffrir. En vain dirait-on
que la carie de cette dent va se communiquer
à celle qui doit la remplacer; il n'y a rien à
craindre, tout est prévu; il existe entre ces
deux dents une cloison qui est en partie osseuse et en partie membraneuse.

Beaucoup de mères craignent de sevrer leurs

5.

enfans pendant qu'ils font leurs dents, telle
est leur expression, c'est-à-dire, dans l'intervalle qui s'écoule depuis la sortie de la première dent de lait jusqu'à celle de la dernière :
en examinant de près les lois de la nature, ces
craintes paraîtront fondées ; et de même qu'on
estime que le lait est la seule nourriture propre à l'enfant, tant qu'il n'a pas encore de
dents, de même on en conclura qu'il ne faut
l'en priver que lorsqu'il a tous les instrumens
nécessaires à broyer les alimens solides : ce
principe est incontestable ; aussi remarque-
t-on que, pour n'y avoir pas égard, quelques
enfans en souffrent, et que leur dentition en
est plus difficile. Si l'on considère d'un autre
côté que l'enfant qui souffre d'une dent prête
à percer, refuse toute espèce d'aliment, et ne
cherche que le sein de sa mère, où il trouve en
même temps et sa nourriture et le véritable
remède à l'irritation et à la douleur de ses
gencives, on ne doutera nullement que ce
n'est pas là l'époque où il convient de le sevrer, et que pour le plus sûr il faut attendre
la sortie de toutes les dents de lait.

Une circonstance cependant semble favoriser
l'entreprise hardie de quelques mères qui sè-
vrent leur enfant, quoiqu'il n'ait aucune dent,

ou lorsqu'il n'en a encore que deux ou quatre ; elle tient à sa bonne constitution physique, et à l'habitude déjà contractée d'une nourriture appropriée à son âge, avant même qu'il connaisse la douleur qui accompagne le plus souvent la sortie des canines ou des molaires. . Si quelquefois sa bouche s'échauffe, et que les gencives deviennent un peu douloureuses, le lait de vache seul, ou coupé avec une décoction de gruau, d'orge perlé, de riz ou autre farineux, lui tient lieu de ce calmant que lui aurait donné le sein de sa mère, et la dentition avec une bonne santé n'en suit pas moins une marche régulière. Ainsi vient l'enfant qui ne connut pas même le bonheur de teter le sein d'une mère nourrice. Que cet exemple néanmoins ne rende pas les mères trop entreprenantes, et qu'elles se ressouviennent qu'il n'appartient qu'à l'homme de l'art de décider à quelle époque on doit sevrer un enfant sous le rapport de sa dentition.

CHAPITRE III.

*De la seconde dentition, ou des dents de rem-
placement et des dents permanentes.*

—

QUELLE que soit la fin pour laquelle les vingt
dents de lait ne durent pas toute la vie, quel
que soit le mécanisme d'après lequel s'opère
leur chute, elles n'en cèdent pas moins leur
place aux dents de la seconde rangée, autrement dites de remplacement; c'est ordinairement lorsque le premier septenaire approche
de sa fin. En devenant plus grand, l'intervalle
qui sépare les dents primitives, annonce qu'elles sont trop petites pour une bouche qui s'est
agrandie; et par ce défaut de rapport elles
commencent à ne plus être aussi agréables.
Bientôt les incisives s'ébranlent et tombent,
pour faire place à celles qui doivent leur succéder; avec le temps les canines et les molaires
subissent le même sort, en suivant à peu près
l'ordre de leur sortie. Sept années environ sont
consacrées à cette révolution dentaire. O na-

ture admirable! qui pour cette opération ne
veut pas totalement, et dans le même instant,
priver l'homme de ce qui lui est si nécessaire ;
conduite si conforme aux lois qu'elle s'est im-
posée sur la nutrition et l'accroissement du
corps, lesquels se font progressivement, avec
régularité et jamais par secousses.

C'est aussi vers l'âge de sept ans que le nombre des dents augmente de quatre ; ce sont les
premières grosses molaires : de douze à quatorze ans, il vient encore quatre autres molaires qui se placent à côté et presque en arrière de celles-ci ; enfin, selon le même ordre
d'arrangement, et plus loin que ces dernières, il pousse encore quatre molaires depuis
l'âge de 18 ans jusqu'à 30 et au-delà : ce sont les
dents de sagesse. On ne sait trop pourquoi on
leur donne ce nom, si ce n'est parce qu'à cet
âge l'aimable folie de la jeunesse semble céder
la place à l'austère raison. Ces douze grosses
molaires ne tombent ni ne se renouvellent ;
c'est pourquoi on les appelle *dents permanentes,*
pour les distinguer de celles de remplacement.
Telles sont les trente-deux dents dont se com-
pose toujours la seconde dentition, quoique
parfois on n'en compte que vingt-huit ou
trente, surtout chez les femmes, soit parce

que', pour l'arrangement de leurs dents, on a été obligé d'extraire quelques petites molaires, soit parce que de grosses molaires s'étant cariées peu de temps après leur sortie, il a fallu en faire l'extraction, soit enfin parce que les dents de sagesse ne sont pas venues. L'absence de ces dernières, comme de toute autre, peut dépendre de ce que l'alvéole est plus ou moins bouchée par une substance osseuse, comme il est rapporté dans la Bibliothèque de médecine-pratique de Hufeland : elle peut aussi avoir pour cause un vice de position semblable à celui dont parle un célèbre anatomiste, Albinus ; c'était une canine qui était cachée dans l'os de la mâchoire supérieure, de manière que la couronne était en haut et la racine en bas. M. Marjolin a aussi déposé au Muséum d'Anatomie de la Faculté de médecine une mâchoire inférieure dont une grosse molaire, placée en travers, est recouverte par l'os.

Souvent consulté par des parens sur la sortie, le nombre et l'arrangement des dents de leurs enfans, je devais entrer dans ces détails, comme il leur importe de savoir que l'organe dentaire n'a pas toujours toutes ses richesses ; on lit dans les Éphémérides des curieux de la nature, qu'un magistrat et un chirurgien de

Fridericksfadt n'eurent jamais que les molaires, sans avoir ni incisive ni canine. Fauchart
fait aussi mention d'un enfant de cinq à six
ans, auquel la plus grande partie des dents
n'avait pas encore paru ; il n'en avait que
quelques-unes sur le devant de la bouche.
Mais ce qui doit paraître surprenant, c'est
l'édentulité parfaite et congéniale dont on
trouve divers exemples dans les auteurs. Bo-
relli rapporte, dans ses Centuries médicales, qu'une femme n'a jamais eu de dents,
et qu'elle n'en a pas moins vécu jusqu'à l'âge
de soixante ans ; M. Baumes a connu un huis-
sier à qui il n'est jamais sorti aucune dent.
Il peut arriver que quelques-unes des dents de
lait ne sortent point, mais seulement les dents
secondaires ; c'est ce que j'ai vu en 1790 au fils
d'un seigneur russe, M. le comte de S..... W;
il avait onze ans; les deux grandes incisives
de lait de la mâchoire supérieure n'avaient
point paru, et son état de faiblesse pouvait
faire craindre qu'il ne fût privé de ces dents
le reste de ses jours, si le gonflement du bord
alvéolaire ne m'eût porté à croire qu'en augmentant les forces vitales de cet enfant, on
serait assez heureux pour en faciliter la sor-

tie, qui était tant retardée; des bains de marc
de raisin et un régime approprié produisirent
tout l'effet qu'on désirait.

Par une marche inverse, la nature conserve quelquefois des dents de lait, sans donner celles de remplacement; cette observation
est bien importante, pour ne pas s'empresser
d'extraire les premières sans nécessité. Ces
dents ne perdent pas leurs racines comme
celles qui sont remplacées; aussi restent-elles
en place avec un peu de mobilité. Parmi les
nombreux exemples que j'ai vus, j'ai remarqué
que c'était plutôt quelqu'unes des petites molaires. Aussi les personnes qui conservent ces
dents jusqu'à l'âge de quarante ans, sont-elles
étonnées quand on leur dit qu'elles ont encore
des dents de lait. Ces dents sont ordinairement plus jaunes, plus courtes et plus usées.
Parmi les variétés que présente la seconde
dentition, je ne dois point passer sous silence
la privation, de naissance, d'une incisive de la
mâchoire inférieure, laquelle s'est transmise,
comme héréditairement, d'un père à sa fille:
fait qui est à la connaissance de M. Foubert,
médecin de l'hôpital du Havre.

Plus prodigue dans d'autres momens, la na-

ture ne compte pas , et donne quelquefois
bien au-delà du nombre fixé : les anatomistes en fournissent beaucoup d'exemples. Ces
dents , que l'on doit regarder comme surnuméraires , ne sont pas toujours bien con-
formées, ni bien rangées, ainsi que j'ai eu
occasion de l'observer ; tantôt elles sont coni-
ques, et se placent, soit entre les incisives ,
soit en dedans ou en dehors de l'espace qui
sépare ces dents ; tantôt elles sont régulières
et bien placées ; tantôt aussi on trouve des
surnuméraires en dehors des grosses molaires ; mais de voir deux rangées de dents comme
au fils de Mithridate , ou trois comme à Her-
cule , n'est-ce pas de quoi exciter notre étonnement ? Peut-être même on douterait de ces
faits, et on les regarderait comme fabuleux, si
dans un recueil d'observations, imprimé à Bres-
law en 1772 , et dédié au célèbre Haller, G. C.
Arnold n'eût rapporté qu'il avait vu un enfant
de quatorze ans qui avait soixante-douze dents,
dont trente-six pour chaque mâchoire ; elles
étaient saines et bien placées sur deux rangs ,
excepté les incisives , qui étaient légèrement
déviées. De cette excessive prodigalité il ne
faut pas conclure que , si on ôte une ou plu-

sieurs dents secondaires, il en reviendra d'autres pour la troisième fois; le nombre des
dents est invariable, mais il n'est pas exempt
de ces jeux de la nature, où l'on remarque
six doigts à chaque main; on n'y doit pas
plus compter que sur ces dents nouvelles
qui parfois, dans un âge avancé, reprennent la
place de celles qu'on a perdues. Que des savans recommandables (1) citent des personnes
de soixante, quatre-vingts, cent et cent vingt
ans à qui il est poussé de nouvelles dents;
c'est l'histoire d'un arbre presque desséché sur
pied, qui, par un effort extraordinaire, donne
des fleurs, des fruits, et meurt : ne pourrait-on
pas graver sur la tombe de ces êtres singuliers
l'épitaphe suivante (2)?

> Ci-gît qui de chenu et très-vieux édenté,
> Renouvela son poil, ses dents et sa santé;
> Et puis ayant vécu deux siècles sans souci,
> Rendit son âme à Dieu : son corps repose ici.

Souvent une mère, à la vue des dents qui
remplacent les premières de l'enfance, surtout

---

(1) Aristote, Sennert, Cardan, Joubert, Bartholin,
Bacon de Verulam.

(2) Dictionnaire des Herborisans, au mot *Hellebore*.

des incisives, est singulièrement étonnée comment, étant plus volumineuses, ces dents ont pu se placer comme il faut ; d'autres fois, une mère qui connaît cette différence de volume, ou qui ne la distingue qu'au moment où les dents secondaires commencent à se montrer, est dans un inquiétude extrême sur leur bel arrangement : mais que l'une et l'autre se livreraient à un sentiment bien différent, si elles savaient que la nature est aussi attentive que grande dans ses opérations ! Tout ici est tellement co-ordonné, que, pour l'arrangement dès vingt dents qui remplacent les premières, les incisives du milieu empiètent un peu sur la place qu'occupaient les incisives latérales ; celles-ci à leur tour sur le siége des canines qui, avec les deux petites molaires secondaires, finissent par remplir le vide que laissent successivement les deux molaires de lait, toujours plus volumineuses que celles qui les remplacent. A cette disposition des parties, qui ne se sent pris d'admiration ? Mais on le sera encore plus en apprenant que les os de la mâchoire s'allongent transversalement, pour le placement dès grosses molaires qui ne tombent jamais, non en prenant seulement de l'accroissement dans la partie qui

se trouve derrière les molaires de lait, comme
l'ont publié des anatomistes (1); c'est une erreur que des dentistes ont partagée aveuglé-
ment; mais en se développant également dans
tous leurs points, de manière que les alvéoles
des grosses molaires, et ces dents elles-mêmes,
croissent et viennent successivement se placer
de derrière en devant sur la partie de l'os,
qui leur est assignée, et qui croît dans un sens
inverse, phénomène qui était échappé à tous les
anatomistes, et sur lequel j'ai donné l'éveil
dans un mémoire présenté à la société de la
faculté de médecine de Paris (2).

Il ne fallait rien moins que cet accroissement transversal de toutes les parties des os
de la mâchoire, pour que l'arc alvéolaire ne
restât pas chez l'adulte aussi étroit qu'on
l'observe chez les enfans, et surtout pour que
les dents, se plaçant facilement et régulière-
ment, il en résultât un appareil dentaire qui,
par son agrément comme par son utilité, fait

---

(1) John Hunter the natural History of the human
teeth, London, 1771, et Joseph Fox, the natural
History of the human teeth, London, 1803 et 1806.
(2) Bulletin de la faculté de médecine de Paris et de
la société établie dans son sein, année 1811, pag. 192.

le charme de la vie, quand on est assez heureux
pour le conserver en bon état.

Mais cette mère si bienfaisante, la nature,
est parfois *oublieuse* dans ses opérations; elle
s'écarte de la voie que l'Auteur de toutes
choses lui a tracée : tantôt elle donne une direction oblique à quelques dents, tantôt elle
en transporte dans un endroit éloigné de leur
vrai siége; ici elles s'entrecroisent, ou elles
sont tournées de manière à présenter un de
leurs côtés; là on en voit une qui soulève la
lèvre, et y cause une excoriation ; ailleurs c'est
une dent implantée au milieu du palais ou
dans la face postérieure de l'os de la mâchoire
inférieure. Tant de bizarreries sollicitent ici
pour la jeunesse l'attention des pères et mères.
Le moindre ébranlement des incisives inférieures est le signal de la surveillance ; un
coup d'œil jeté sur les parties environnantes,
guide sagement nos opérations ; mais, que
dis-je ! il est des cas où, sans que ces incisives
remuent et tombent, il s'en élève deux autres
derrière elles, et alors leur présence n'est an-
noncée que par les voisines qui s'ébranlent à
leur tour. Dans ce cas, celles qui doivent remplacer ces dernières, sans être sorties, ne
bornent pas moins l'espace que les incisives

du milieu doivent occuper ; peut-être même elles ne leur permettront que difficilement de s'y placer, à moins que pour rendre plus facile le placement des unes et des autres, on ne fasse l'extraction des canines de lait.

De l'oubli de cette surveillance, et de la suite qu'on y donne en abandonnant le tout à la nature, naissent presque tous les désordres de l'arcade dentaire. Souvent une sensibilité mal raisonnée de la part des parens, pour éviter à l'enfance une douleur momentanée, expose la jeunesse à des souffrances plus cruelles, tant au physique qu'au moral : d'un côté on voit une jeune fille qui ménage son rire, suivant les occasions, pour ne pas montrer ses dents mal rangées, quoique bonnes; d'un autre côté, c'est un garçon dont les dents placées les unes sur les autres, se nettoient difficilement, se couvrent de tartre, et l'exposent ainsi aux reproches d'une négligence impardonnable : tous deux alors regrettent que leurs parens n'aient pas fait à leur égard tout ce qu'il faut pour avoir une denture semblable à celle dont ils admirent la beauté chez les autres.

Ces considérations, dont chacun peut vérifier aisément l'exactitude, démontrent jus-

qu'à l'évidence, la nécessité d'examiner souvent
la bouche des enfans, depuis six ans environ
jusqu'à quatorze : des premiers soins dépendent presque toujours le bel arrangement des
dents et leur conservation. Ainsi l'on voit,
sous la main d'un habile jardinier, les branches
d'un arbre prendre une direction convenable,
soit pour l'utilité, soit pour l'agrément; et de
même qu'il émonde une branche qui nuit à
l'accroissement d'une autre, de même le dentiste, afin que les dents secondaires puissent
se placer avec régularité, ne balance pas de
tirer une dent de lait, dont le voisinage est
un obstacle : les grâces qui doivent orner la
bouche, lui demandent même quelquefois le
sacrifice d'une ou de plusieurs dents de remplacement; mais, dans cette fâcheuse circonstance, il a grand soin de conserver celles qui
sont le plus en évidence.

La conformation de la face détermine toujours l'ordre des dents ; quand elle est plate et
carrée, les mâchoires présentent un contour
presque circulaire, dans lequel les dents s'im-
plantent avec plus de régularité; au contraire,
lorsque la face est étroite et saillante dans son
milieu, comme si la tête avait été aplatie par
les côtés, la mâchoire a la forme de l'extré-

mité d'un ovale, et elle n'offre pas assez de
place à l'arrangement des dents : de là ces
bouches qui semblent avoir une double rangée
de dents, si le dentiste, de bonne heure, n'a
pas surveillé le placement des incisives, ou s'il
n'a pas sacrifié incisives, canines ou molaires
de remplacement. Mais quelque forme qu'ait
la mâchoire, lorsqu'une dent est hors de rang,
on la nomme alors *surdent;* presque toujours
l'extraction en paraît nécessaire aux parens ;
mais l'est-elle réellement, et l'art doit-il au
plutôt y prêter la main ? Non sans doute ; un
examen sérieux doit toujours précéder et diriger cette opération, d'autant plus que souvent
les dents sont toutes renouvelées ou en grande
partie, lorsqu'on s'adresse à l'homme de l'art.

Quelquefois c'est l'incisive du milieu de la
mâchoire inférieure qui est en avant, alors il
faut l'extraire ; tout comme il convient de la
sacrifier, quoique bien rangée, lorsque c'est
une incisive latérale qui se trouve en avant ou
en arrière, parce qu'étant la plus longue et
la plus forte, celle-ci remplit mieux le vide :
à la mâchoire supérieure, on conserve celles
du milieu, de préférence aux incisives latérales.
Celles qui le plus souvent sont hors de rang, sont
les canines supérieures et inférieures ; la diffor-

mité qui résulte de cette déviation, semblerait
promptement déterminer à leur extraction, si,
en raison de ce qu'elles sont moins susceptibles
de se carier, que les petites molaires qui les
touchent, on ne devait plutôt faire le sacrifice
de ces dernières, et conserver les canines qui
en même temps sont les plus visibles, quand on
rit ou qu'on parle. Quoique d'abord très-éloi-
gnées du lieu qu'elles doivent occuper pour le
bel ordre de la denture, elles s'y portent
d'autant plus facilement, qu'elles n'éprouvent
plus d'obstacles pour se ranger, surtout si on
les presse souvent avec le doigt, suivant le
conseil de Celse, médecin célèbre du siècle
d'Auguste. On ôte aussi quelquefois une des
petites molaires, dans le cas de déviation de
l'une d'elles, ce qui est plus rare et moins ur-
gent sous le rapport de l'agréable.

Telle est la règle générale dictée par l'expérience, et dont on ne doit s'écarter que dans
quelques cas, où il convient toujours de laisser le moins d'irrégularité possible : le succès de son application ne manque presque
jamais de causer aux parens beaucoup d'étonnement, et aux jeunes personnes une bien
grande jouissance ; aussi, pour l'assurer, est-
il nécessaire que le dentiste examine et calcule

6.

les avantages de ces opérations ; ses regards
sur le rapport qui existe entre les dents supérieures et les inférieures, lui feront connaître s'il n'a rien à craindre d'un vice de position, qui empêcherait les dents de marcher
et de s'arranger comme on le désire : faute
de cette attention, par exemple, si, pour le
placement d'une canine supérieure qui serait
retenue par la saillie de la canine inférieure,
et qui serait hors de rang, il entreprenait d'extraire la petite molaire, il s'exposerait bien
certainement à voir la canine dont il veut redresser la position, rester opiniâtrement en
place, déposer contre lui, et attester son défaut d'expérience.

Quelquefois, outre le nombre complet des
dents, il y en a une qui paraît surnuméraire
et hors de rang ; tantôt c'est une dent de lait
qui est déjetée et poussée en avant par celle qui
la remplace, et qui se trouve en ordre avec ses
voisines, alors il faut se hâter de l'ôter ; tantôt elle a conservé sa place, et c'est la dent
secondaire qui est devant ou derrière : dans
ce cas, s'il en est encore temps, elle doit être
arrachée promptement ; mais il ne faut pas
oublier de faire attention à sa forme, à sa
couleur et à son usure, pour ne pas confondre

la dent qu'on doit extraire avec celle qu'on veut
conserver, comme il est parfois arrivé (1). Je
dis, s'il en est encore temps, parce que, pour
n'avoir pas cherché à remédier à cette difformité dans son principe, on est forcé, quand
elle est à son comble et qu'on veut la faire
disparaître, d'avoir recours à des opérations
douloureuses, ou qui seulement paraissent
très-gênantes.

Est-il plus avantageux d'avoir les dents serrées les unes contre les autres, que de les
avoir séparées? Comme chacun a sa manière
de voir et de sentir, de même l'opinion varie
sur ces deux questions. Sans doute, en for-
mant un fond ombré, l'espace qui partage les
dents leur donne plus d'éclat et par conséquent plus de grâces; ainsi le peintre voit la
toile se vivifier sous son pinceau par un heureux mélange de l'ombre et des couleurs :
faut-il en conclure qu'on doive avoir recours
à la lime pour séparer les dents qui se touchent? Non certes, dit l'architecte, l'arcade
dentaire est une voûte dont la solidité dépend
du contact immédiat de toutes les pierres;

_____

(1) Voyez ma *Dissert. sur les accidens de l'extraction
des dents*, sect. I, § IX.

non certes, répond aussi le physicien, les dents
ainsi serrées se prêtent un appui mutuel con
tre les secousses qu'elles éprouvent continuellement, non-seulement par le choc perpen-
diculaire du bord correspondant des deux arcs
dentaires, mais aussi de l'action horizontale
que la mâchoire inférieure exerce sur la supérieure. Tous les goûts peuvent être satisfaits
sous ce rapport; mais il est vrai que l'utile
doit l'emporter sur l'agréable : celui-ci est
une fleur dont la durée ne promet pas toujours
de longues jouissances.

Il est cependant des cas où, les dents étant
serrées au point que quelqu'une d'entre elles
présente une légère saillie par un des côtés, on
peut se permettre d'avoir recours à la lime,
pour en enlever l'excédant, et leur donner la
facilité de se bien placer : mais que le désir
d'avoir de belles dents ne fasse pas trop pré-
cipiter cette opération; non que je croie qu'il
soit dangereux de les limer, une longue expérience m'a prouvé le contraire. D'ailleurs,
si l'on considère que l'art peut, avec cet instrument, conserver des dents dont la carie
a détruit une partie de l'émail et de la substance osseuse; si l'on réfléchit que l'usage de
la lime date des premiers siècles de l'ère chré-

tienne, époque où deux médecins célèbres
s'en attribuaient la découverte (1); si enfin on
examine, non sans étonnement, que parmi les
nègres de l'Afrique, les uns donnent une forme
conique à leurs incisives (2), et que d'autres,
avec plus d'adresse, les divisent en deux (3),
de manière qu'on croirait qu'ils ont seize incisives au lieu de huit, on ne doutera jamais des
bons effets de la lime : mais dans le cas dont il
s'agit, son usage doit être réglé par l'âge et la
santé du sujet : c'est le seul moyen d'éviter
qu'on attribue à l'art ce qui pourrait dépendre
d'une cause légitime.

Il ne faut pas moins de prudence dans l'emploi des fils d'or et de soie, pour redresser
certaines dents dont la position est défectueuse : l'irritation, la douleur et l'ébranlement qu'il est presque nécessaire de produire
avec ces fils, commandent beaucoup de pré-

(1) Voyez mes *Recherches historiques sur l'Art du
Dentiste chez les anciens*, Paris, 1808, pag. 15.

(2) M. Cline, célèbre chirurgien de Londres, a dans
son cabinet le crâne d'un nègre d'Abyssinie, dont les
dents sont ainsi façonnées, et dont on trouve la figure
dans le savant écrit de M. Fox.

(3) Je tiens ce fait de plusieurs colons et d'un capi-
taine de navire, qui a fait dix-sept fois le voyage de
Guinée.

cautions ; comme , pour l'usage des plaques et
des pinces dans la même intention , on doit être
très-circonspect : l'art propose ces moyens ; le
dentiste , suivant les circonstances , doit en pe-
ser les avantages et les inconvéniens. Le succès du moment parle beaucoup en leur faveur ; mais combien de bouches , plus tard il
est vrai, ont eu à se plaindre de payer cher
quelques jours de beauté !

Ce n'est pas assez que les dents soient bien
rangées les unes à côté des autres ; celles de
la mâchoire supérieure ont avec leurs oppo-
sites un rapport spécial , dont le moindre
défaut diminue la beauté de la denture ,
rend quelquefois ses fonctions laborieuses, et
peut souvent nuire à sa conservation. Ainsi
les incisives supérieures passent devant les
inférieures , et donnent dans leur action l'i-
dée d'une paire de ciseaux , qui coupe les
alimens ; en général, plus elles sont parallèles
dans leur rapprochement , plus elles donnent
à la face le caractère de la beauté : on pouvait en deviner la source dans les belles fi-
gures antiques ; mais la tête d'une Géorgienne
la met en évidence , comme on en jugera facilement par la gravure qu'en a donnée M. Blumenbach , qui possède une immense collec-

tion de crânes de toutes les nations (1). Aussi, plus les incisives s'éloignent de cette ligne parallèle, plus elles diminuent les grâces du visage et de la bouche. Ici, avec un menton alongé, on voit les incisives, tant supérieures qu'inférieures, renversées du côté de la langue; elles forment un angle rentrant; là, un blanc est singulièrement défiguré par les dents saillantes qui constituent le beau de la tête d'un nègre. Contre ces deux difformités, qui tiennent à la conformation des mâchoires, l'art ne peut offrir des ressources efficaces.

Quelquefois ce double rang des incisives est dans un rapport inverse, les inférieures passant devant les supérieures dans leur rapprochement, soit parce que, comme il arrive le plus souvent, les incisives supérieures ont pris, en sortant, une mauvaise direction, et qu'on n'y a pas fait attention; soit aussi parce qu'il y a un vice de conformation de la mâchoire inférieure, connu sous le nom de *menton de galoche*. Pour ces deux espèces de difformité, il ne faut pas attendre les mêmes ressources de l'art, surtout lorsque les dents

---

(1) *Collectionis suæ craniorum diversarum gentium*, Decas. III, tab. 23.

sont renouvelées et que les huit grosses molaires sont sorties; il existe alors entre les surfaces correspondantes des dents de l'une et
de l'autre mâchoire une sorte d'engrenage
qui ne se change pas facilement, ou dont le
changement peut entraîner des suites fâcheuses; l'époque la plus convenable est celle où
il n'y a encore que les huit incisives de remplacées.   —

Dans le premier cas, qui n'est autre chose
qu'une déviation des incisives supérieures, on
parvient facilement à y remédier, ou plutôt à
l'arrêter dans son principe, lorsque, surveil-
lant la dentition secondaire d'une jeune personne, on s'aperçoit que les dents se portent
en dedans : il ne faut que la pression souvent
répétée du doigt ou de la langue pour les diriger en avant. Si quelquefois ces dents, trom-
pant la surveillance des parens, sont déjà assez poussées pour toucher postérieurement
les incisives inférieures, il ne faut pas perdre
de temps pour annuler la résistance que ces
dernières opposent à la direction naturelle
des incisives supérieures : on doit, sans rien
craindre, enlever avec la lime ces petites dentelures dont les unes et les autres sont gar-
nies; le doigt et la langue font le reste. Mais

quand, par l'insouciance des parens, ou par
suite d'une tendresse mal raisonnée, la déviation des dents est telle, qu'elles se touchent
sur une ligne de hauteur, ce serait s'exposer
que d'entreprendre d'y remédier par la lime;
il est un autre moyen que l'art emploie depuis
une vingtaine d'années avec le plus grand succès; il consiste à tenir écartées les dents qui
se heurtent, de manière à en empêcher le contact, avec une plaque d'or ou de platine re-
courbée en forme de goutière et fixée sur une
des molaires : c'est un vrai bâillon, qui cependant n'empêche point de manger ; il y a
seulement le premier jour un peu de gêne,
ensuite on ne s'en aperçoit pas. De cette manière, et que le doigt seul ou la langue agisse
sur les dents déviées ou non, elles se remet-
tent facilement à leur vraie place. En opérant
ainsi on ne craint point d'ébranler les incisives, comme on pourrait le faire en agissant
directement sur elles par une mécanique quelconque, faite avec tout l'art possible; et le
dentiste, dans ce cas, ne fait que venir au secours de la nature, qui avait été entravée dans
sa marche.

Quant au second cas de difformité, comme il
ne dépend pas seulement de la déviation des

dents, on ne peut nullement se flatter d'y remédier par les moyens employés dans le premier cas ; je doute même que l'on puisse réussir
davantage en interposant entre les incisives supérieures et les incisives inférieures , à de-
meure fixe , pendant quelque temps, un levier
incliné qui pousserait en avant les dents supérieures : mais si l'on parvenait momentanément à faire passer les incisives supérieures
devant les inférieures , ne doit-on pas craindre qu'un jour on ne paie fort cher une jouissance momentanée, en raison composée de l'action des puissances qui ont produit l'effet tant
désiré, et des efforts de la mâchoire inférieure
qui agit en avant? Ajouterai-je que, pour juger
de ces moyens, il ne faut qu'examiner attenti-
vement une mâchoire inférieure avec un menton dit trivialement *de galoche*, c'est-à-dire,
avec un menton, qui, comme le disent les
lexiques, s'avance et est tout d'une venue;
on y découvre facilement que l'arcade alvéolaire dans laquelle les incisives, et même les
canines, sont implantées, a pris un développement sur une ligne parabolique plus grande
et plus en avant, que celle que présente le
corps de l'os. C'est un vice de conformation
primordial, qui diffère peu d'un semblable que

l'on voit à la mâchoire supérieure, où l'arcade
alvéolaire s'est tellement accrue en avant
de l'inférieure, que l'action réciproque des
incisives ne peut avoir lieu, ou difficilement.
Si contre telle difformité, pour l'une ou l'autre
mâchoire, l'art pouvait être de quelque utilité, ce serait en facilitant la diminution de
l'arc dentaire par l'extraction de quelque incisive; mais pourrait-on se permettre de garantir le succès de cette opération, et à quel
âge et sur quelle dent conviendrait-il de la
faire? Ah! qu'ici l'idée du beau et du merveilleux ne nous séduise pas, contentons-nous
de redresser des incisives déviées, qui donnent
à la figure quelque ressemblance avec le menton de galoche.

Lorsqu'on n'a pas saisi les momens favora-
bles pour faciliter le bel ordre des dents, et
que les os de la mâchoire ont pris tout leur
accroissement, il serait souvent inutile de
chercher à remédier aux difformités de l'arcade dentaire : il est bien peu de cas alors
où la main bienfaisante de l'art puisse les
faire disparaître en totalité; elle se borne
à corriger tout ce qu'elles offrent de nuisible ou de plus désagréable à l'œil. Une
dent trop saillante blesse-t-elle la langue ou
les joues, on s'empresse d'en limer la pointe.

Par sa longueur fatigue-t-elle dans les mouvemens de la mâchoire. la dent correspon-
dante, la lime, en arrêtant cet effet, prévien-
dra en même temps la perte de celle-ci. Enfin
un jeune homme a-t-il des dents plus longues
les unes que les autres, ce qui est désagréable ; pour empêcher qu'on ne lui applique le
proverbe, *c'est Geoffroi à la grand'dent*, on
a le plus grand soin de les égaliser.

En comparant ce qui est utile ou contraire
à la conformation des dents, à leur sortie et
à leur arrangement, combien celui-là ne se
regardera-t-il pas heureux, pour qui la nature a tout fait, ou qui aura trouvé dans l'art
des secours contre les écarts de celle-ci. Bien
différent est celui dont la denture porte les
traces de l'insouciance des parens; au soin
qu'il met à n'ouvrir la bouche qu'avec ménagement, on voit combien il regrette de ne pas
les avoir telles qu'un poëte français, du seizième
siècle, les a chantées (1).

> Dens non pas dens par-cy par-là semées,
> Mais l'une et l'autre ensemble bien serrées;
> Dens agencées luysans comme crystal,
> D'une longueur moyenne et ordre égal;
> Dens en grosseur et rondeur compétente,
> Proportionnées en forme équipollente.

---

(1) *Blasons anatomiques du corps féménin.* Paris,
1550, in-16, pag. 15.

CHAPITRE IV.

De la propreté de la Bouche.

—

Lorsque l'homme est muni de ce qui fait le premier instrument de la nutrition, et l'ornement de sa bouche, il ne doit rien négliger pour conserver un don si précieux ; quand même les avantages qu'il en retire ne lui en imposeraient pas l'obligation, l'instinct seul lui en rappellerait la nécessité. A tous les âges de la vie, la bouche échauffée aspire après le rafraîchissement, et l'eau pure dans ce cas lui est aussi utile qu'agréable : ainsi l'on voit l'homme, à sept ans, recourir à ce premier acte conservateur dont il sent le besoin, et dont il reconnaît les bienfaits dans un âge plus avancé, soit après un sommeil agité, soit après les fatigues de la veille. De là sans doute naquit l'usage de laver sa bouche tous les matins, usage adopté par beaucoup de nations, et qui est devenu l'objet d'un précepte religieux chez les Musulmans: « Pour faire la petite ablution, dit Tour-

» nefort, dans son voyage du Levant, on tourne
» la tête du côté de la Mecque; on rince trois
» fois sa bouche, et on se nettoie les dents avec
» une brosse. » Ce soin tient au prix qu'on met
à la conservation des dents, chez un peuple où
il était défendu autrefois, au rapport de Mé-
navius, de faire l'extraction d'une dent, sans
la permission de l'Empereur.

Que les enfans apprennent de leurs parens
les soins qu'il convient de donner à la bouche; ils se font ordinairement un jeu de les
imiter : ici la leçon agréable se convertira en
utile habitude. L'eau pure et froide leur suffit,
soit en gargarisme, soit en l'employant avec
un linge ou une éponge. Pourquoi, dans les
pensions, n'accoutumerait-on pas la jeunesse
à se laver, avant le déjeûner, les dents ainsi
que les mains? Après avoir fait jaillir l'eau de
sa bouche, comme d'une outre formée par les
joues rebondies, elle trouverait bien meilleur
son déjeûner préparé par l'appétit.

Quelques taches jaunes ou noires paraissent
sur les dents; l'eau ne les enlève pas, et on
voudrait ne pas les y voir : c'est à la prudence
dans ce cas à décider ce qui doit disparaître.
Il faut user de précaution avec un émail dont
la solidité n'est à son dernier degré que lors-

que l'organisation dentaire approche de sa fin, c'est-à-dire, quand il y a vingt-huit dents. Un tartre jaune comme du safran décolore quelquefois ces jeunes dents, mais il ne leur est pas nuisible; on peut à la rigueur se dispenser de l'ôter, ainsi que ces cercles ou points noirs qui se forment sur l'émail, et qui y tiennent fortement : quoique ceux-ci puissent reconnaître d'autres causes, la chaleur de la bouche, produite par le travail de la seconde dentition, les fait naître et les entretient; quiconque les ferait ôter aujourd'hui, les reverrait peu de temps après, tout en ayant soin de sa bouche. Comme ces points sont plus désagréables que nuisibles, on risque moins de les laisser, que de vouloir en détruire le plus léger vestige. Il faut donc, dans l'enfance, n'enlever que ce qui est apparent.

Mais il n'en est pas de même de ce tartre épais et jaunâtre qu'on voit, pour ainsi dire, incruster les dents, surtout chez les enfans qui, ayant souffert de quelque dent, ont cessé de manger d'un côté. Il n'y a point à balancer, il faut avoir le plus grand soin de l'ôter, autrement sa présence échaufferait la bouche, rendrait l'haleine fétide, et déterminerait des aphtes, et même des ulcères à l'intérieur des

7

joues. J'ai vu, il y a plus de vingt ans, dans
une pension militaire, ces ulcères négligés,
passer à un état de mortification gangréneuse, qui, en se propageant sur les gencives, avait frappé de mort l'os maxillaire sous-
jacent, et causé ainsi la perte des premières
dents, et celle des secondaires qui n'étaient
pas sorties. Cette espèce de tartre ne tient pas
beaucoup sur les dents; il s'enlève aisément
par écailles, et laisse à découvert des dents
qui paraissent d'autant plus blanches, que les
gencives sont alors très-rouges. Si en ôtant ce
tartre, on découvre quelque dent cariée sur laquelle l'enfant ne mange pas, à cause de la douleur qu'elle lui cause, son extraction ne doit
pas être différée; c'est le seul moyen d'empêcher que le tartre, en s'accumulant, ne forme
de nouvelles incrustations, et ne porte préjudice à toutes les dents.

Rien sans doute n'est plus simple ni plus
facile que de se rincer tous les matins la bouche avec de l'eau; mais ce qui suffit à l'enfant,
ne convient pas toujours dans un âge plus
avancé. Il semble que plus l'homme approche
du terme de l'accroissement, plus ses dents
se couvrent d'un tartre qui est tantôt mou et

onctueux, tantôt dur comme une pierre; le
tempérament, le genre de vie, l'état de la santé
et le défaut de soins, en varient la quantité.
Il y a des individus qui, sans soigner leurs
dents, ne les ont jamais sales ni ternies; d'autres, et c'est le plus grand nombre, les sentent, après le sommeil, comme agglutinées par
une sorte de limon qui, en augmentant de jour
en jour et se durcissant, forme le tartre. Le
plus ordinairement il commence à se former
au collet des dents, et se fixe à la couronne
dont il ternit l'éclat; souvent aussi, et surtout
avec l'âge, il s'étend et sur la couronne et sur
la racine, et y forme une masse volumineuse
très-informe, au point que si l'excès du tartre
fait tomber ces dents, on ne les prendrait presque jamais pour telles, tant on a de la peine
à distinguer leur forme naturelle. On pourrait comparer ces dents, incrustées de tartre,
à celles qu'on trouve dans les fouilles des sé-
pultures antiques, ou à ces dents fossiles des
animaux, que l'on découvre dans les pierres
de substance calcaire. Pour éviter un tel désordre de la denture, il importe donc à la
jeunesse de s'accoutumer de bonne heure à
donner tous les matins des soins à sa bouche;

7.

autrement toute négligence l'expose à ce qu'on
lui dise avec un poëte (1) :

> Tu n'auras plus que des dents
> Telles qu'on en void dedans
> Les testes des cimetières.

Si la malpropreté paraît en faciliter l'amas,
il y a des circonstances où avec le plus grand
soin on ne peut s'y opposer, comme chez cette
personne dont parle Berdmore (2) : le tartre
s'amassait sur ses dents avec une telle rapidité, que, quoiqu'elle les frottât trois fois par
jour avec une brosse, elle ne put empêcher
qu'il n'y eût, au bout de six mois, d'aussi
fortes incrustations que celles que ce dentiste
avait enlevées auparavant. Ici une maladie
pouvait y donner naissance, comme on le remarque chez ceux dont les solides et les fluides sont altérés ; témoin cette jeune fille de
quinze à seize ans dont parle Sabatier, dans
son Traité d'Anatomie ; elle était scorbutique,
et toutes ses dents étaient renfermées sous une
croûte pierreuse qui les unissait, et qui, re-
poussant le tissu des gencives en haut et en

---

(1) Ronsard, *livre des Amours*, n° CXXXII.

(2) A Treatise on the discorders and deformities of
the teet and gum. London, 1776, c. 7.

bas, les avait presque entièrement déchaussées. Cet illustre chirurgien fit enlever au plus
tôt le tartre par un dentiste, afin de prévenir
la chute totale des dents, et de faire dégorger
les gencives qui étaient très-malades ; ses avis
salutaires furent couronnés du succès le plus
complet. Bien différente fut la conduite d'un
chirurgien de province, qui, par une incision,
augmenta l'ouverture de la bouche, croyant
avoir à opérer une tumeur qui soulevait ex-
traordinairement la joue ; cette tumeur n'é-
tait autre chose qu'un amas de tartre qui en-
veloppait les dents ; il l'attaqua avec la gouge
et le maillet, et la pièce fut envoyée à l'A-
cadémie royale de chirurgie, en 1789 ; on y
reconnut les dents du malade et l'erreur du
chirurgien.

L'eau seule n'ayant pas la propriété de rendre aux dents ce brillant que le limon leur
ôte, l'industrie dut y suppléer, et la science
chercha à perfectionner les moyens de satisfaire l'amour-propre de quiconque voulait
avoir de belles dents. De-là ce nombre incal-
culable de recettes pour les nettoyer, dont les
auteurs font mention, et dont ils vantent les
vertus, sans s'être assurés s'il n'y a point d'inconvénient à s'en servir, comme j'aurai oc-

casion de le prouver ailleurs. Chacun aussi a
voulu se créer un dentifrice à sa fantaisie,
et la nature entière en est devenue la mine
intarissable. Mille circonstances semblent
même en avoir donné l'idée; ainsi la vue des
dents du charbonnier a fait croire que le charbon avait la propriété de les rendre blanches :
bientôt cette substance pulvérisée est venue
noircir la bouche d'une jolie femme; et la
science, entraînée quelquefois par le torrent
des caprices et des modes, en a composé des
recettes. Et qui ne verra ici avec plaisir la
formule que le médecin Bretonnayau en a donnée dans son poëme intitulé : *La Cosmotique,
et l'Illustration de la face et des mains* (1)?

> . . . . On tient pour tout certain
> Que qui avecq'charbon de la vigne pucelle,
> Dont encor on n'a veu aucun fruit issu d'elle,
> Les cure, mariez au miel triomphant,
> Blanches obscurciront celles de l'éléphant.

Le charbon, comme la suie qui blanchit en
apparence les dents du ramoneur, est certainement un dentifrice répugnant, mais encore
moins que celui dont se servaient les Celtibériens, aujourd'hui les Espagnols (2), ainsi que

(1) *Voyez* ses OEuvres. Paris, 1583, in-4°, pag. 60.
(2) *Voyez* ci-dessus, pag. 20, note 48.

celui qui a donné lieu à l'anecdote suivante.
On lit dans le Traité des Dents, de B. Martin,
page 65, qu'une demoiselle de la cour avait
les dents très-blanches ; autant elle avait de
plaisir à les montrer, autant elle prenait soin
de cacher tout ce qui pouvait les rendre telles ; mais hélas ! une circonstance particulière
fit découvrir tout le mystère ; dans la cassette
on trouva son précieux dentifrice, enveloppé
d'un beau papier blanc ; c'était, ô chose mer-
veilleuse ! des crottes de chat sauvage.

Mais c'en est assez de ces dentifrices aussi
bizarres que sales et dégoûtans ; ils ne peuvent
s'accorder avec la propreté ; elle seule plaît
toujours, et donne à la vie des jouissances
qu'il répugne de chercher par des moyens
qui affectent désagréablement l'odorat et le
goût. Il est bien plus convenable d'avoir recours à ceux qui offrent tout à la fois l'utile et
l'agréable. Une liqueur spiritueuse, et même
aromatique, ajoutée à l'eau qu'on destine pour
nettoyer les dents, la rend plus propre à se
mêler avec le limon qui en ternit l'émail, à
le faire disparaître et à fortifier les gencives :
telles sont l'eau-de-vie, l'eau vulnéraire, l'eau
de Cologne, de mélisse, l'eau-de-vie de Gayac,
et l'esprit de cochléaria ; tel est aussi l'élixir

odontalgique de feu mon beau-père, Leroy de la Faudignère, qui en facilitant le dégorgement des glandes salivaires et buccales, raffermit les gencives, donne de la fraîcheur à la bouche, et conserve les dents : ainsi après les pleurs de l'aurore, l'astre du jour paraît et brille dans toute sa splendeur. Quelques gouttes d'élixir ou de toute autre liqueur également spiritueuse, suffisent pour aromatiser l'eau ; on s'en rince la bouche à plusieurs reprises, on en douche les gencives et les dents avec un morceau de coton qui en est imbibé (1); on se sert du cure-dent avec précaution, pour enlever des parcelles d'alimens qui restent quelquefois entre les dents; on ratisse sa langue pour en ôter le limon qui la couvre (2), et ensuite on fait usage d'opiat qu'on porte et qu'on étend sur ses dents avec une racine, et on se sert de la brosse.

Il faut avoir soin de porter la racine et la brosse suivant la longueur des dents, parce

---

(1) Je préfère le coton à l'éponge, qui s'encrasse et prend facilement de l'odeur, si on n'a pas le plus grand soin de la tenir propre.

(2) L'instrument dont on se sert pour cette opération, se nomme *gratte-langue;* il est de baleine, d'écaille, d'ivoire, d'or ou d'argent.

qu'alors les soies de la brosse sont comme autant de petits cure-dents qui se glissent entre
les dents, ét enlèvent jusqu'à la dernière trace
du limon ; tandis qu'en dirigeant l'action de
la brosse de droite à gauche, elle ne passe que
sur les parties les plus saillantes de l'arcade
dentaire. C'est une tangente qui ne touche la
circonférence d'un cercle, que dans un point ;
de plus, conduite dans ce sens, la brosse détache
cette pointe conique des gencives, qui sépare
les dents, y est adhérente, et en forme la solidité et l'ornement. Après l'usage de l'opiat on
se gargarise avec de l'eau pure, plutôt froide
que chaude ; celle-ci relâchant et ramollissant
trop le tissu des gencives, pourrait en faciliter l'engorgement. C'est avec de pareils soins
que la jeunesse pourra espérer d'avoir jusque
dans la vieillesse,

> Dent blanche comme cristal, voire
> Ainsi que neige, ou blanc yvoire,
> Dent qui sent bon comme faict baulme,
> Dont la bonté vault un royaume (1).

En proposant ici l'opiat pour nettoyer les
dents, c'est qu'on peut dire qu'en général un
opiat composé d'après les connaissances chi-

---

(1) *Blasons du corps fémenin*, pag. 15.

miques et pharmaceutiques, mérite toujours
la préférence sur les poudres dentifriques; on
n'y trouve point comme dans la plupart de
celles-ci, des substances qui, mises à nu sur
l'émail et les gencives, y exercent leur action avant même que l'organe du goût en ait
distingué la saveur, et peuvent devenir ainsi
préjudiciables aux dents : les unes pour blan-
chir l'émail, en altèrent le poli; les autres,
comme le tan et l'alun qui durcissent le cuir,
agissent sur les gencives, et en resserrent le
tissu. En vain celui-là montrerait des dents qu'il
rend blanches par la crême de tartre, en poudre, colorée et parfumée, mille bouches attes-
teraient que, par son usage, les dents en sont
agacées et incapables d'exercer la mastication
sans une sensation très - désagréable. J'ai vu
une dame qui se plaignait de ce que du grès
pulvérisé n'enlevait pas le tartre de ses dents:
il en est peu sans doute qui voudraient l'imiter ; une telle substance n'est bonne qu'à
curer autre chose que des dents. Quant au
quinquina seul ou mélangé avec du charbon, substances qu'on peut employer avec
succès contre la gangrène putride des gencives et de la bouche, la saveur d'une part, et
la couleur de l'autre, n'ont certainement

rien d'attrayant; leur propriété antiputride
peut - être pourrait être prise en considération, si toutefois on voulait les tenir presque toujours dans la bouche. Les poudres
dentifriques enfin, même le mieux prépa-
parées, eussent-elles quelques bonnes propriétés, elles n'en auraient pas moins l'inconvénient, quand les gencives sont un peu séparées des dents, de se glisser entre les unes
et les autres, et d'y former un corps étranger
qu'on doit toujours éviter. J'en appelle à l'inquiétude de quelques dames qui croyaient
avoir un commencement de scorbut, parce
que le bord de leurs gencives était violet par
la présence du charbon, qui s'était introduit
entre les gencives et les dents, au moment où
elles s'en étaient servi pour la toilette de leur
bouche.

La jeunesse inexpérimentée ne doit donc
point ignorer que ces poudres qu'on lui propose souvent pour nettoyer ses dents, si elles
n'ont pas d'acidité, ont le plus souvent une
vertu absorbante, dessiccative et astringente,
dont l'effet est d'agir sur les gencives, et qu'a-
lors les fibres de celles-ci se resserrant sur
elles-mêmes, la sertissure des dents s'en trouve
détruite. Pour un très-petit nombre qui peu-

vent être bonnes, il y en a beaucoup de dangereuses : aussi Plenk, savant professeur de chirurgie en Allemagne (1), observe que ceux qui se frottent fortement les dents avec une poudre dure et grossière, en détruisent promptement l'émail. Le dentiste anglais Berdmore, dont j'ai déjà parlé, écrivait il y a cinquante ans que, dans l'espace d'une heure, il avait usé la plus grande partie de l'émail d'une dent en la frottant avec une brosse très-dure., qu'il mouillait et chargeait d'une poudre dentifrique.

Les sages de l'antiquité étaient d'accord qu'en toutes choses il ne faut rien outrer , *ne quid nimis :* pénétrée de cette vérité, la jeunesse ne doit rien faire à ses dents au-delà de ce que la propreté exige, pour leur donner plus d'éclat; elle ne doit pas chercher à les rendre plus blanches qu'elles ne le sont naturellement : une jouissance éphémère peut lui faire perdre de vue l'atteinte qu'une main indiscrète porterait à ces organes; mais bientôt elle regrettera , en les regardant quelque temps après, de n'avoir pas donné toute son attention à une sensation désagréable qui l'en

(1) *Doctrina de Morbis dentium* , pag. 36.

avertissait. En général, tous les acides ont la propriété de prêter de la blancheur aux dents, comme l'eau forte l'imprime sur le marbre de couleur, c'est-à-dire, en détruisant son poli et sa solidité : une expérience que tout le monde peut répéter, prouve que des dents se ramollissent plus ou moins promptement dans des liqueurs acides, et que la partie terreuse et calcaire qui fait leur solidité, se trouve au fond du vase sous la forme de dépôt. C'est par le moyen des acides dans lesquels on fait macérer des dents, que des anatomistes sont parvenus à découvrir comment se comporte le tissu qui leur sert de base : Hatchet, Pepys, Berzelius, Fourcroi et le célèbre professeur de chimie, M. Vauquelin, ont aussi eu recours aux acides, pour l'analyse des substances dures des dents. Les anciens n'ignoraient point les qualités malfaisantes des acides à l'égard de l'organe dentaire. Le prophète Jérémie (1) dit expressément que si l'on mange des raisins qui ne soient pas mûrs, les dents en sont agacées ; et Salomon, à qui les sciences physiques n'étaient pas inconnues, établit une analogie

---

(1) *Omnis homo qui comederit uvam acerbam, obstupescent dentes ejus.* C. XXXI, v. 30.

entre l'action de la fumée sur les yeux, et celle
du vinaigre sur les dents (1). Quoi! l'agacement n'est-il pas pour celles-ci ce que la cuis-
son est à ceux-là? et n'est-ce pas un état de
souffrance, que celui de ne pouvoir manger
ni serrer les dents les unes contre les autres?
Sous ce rapport, il convient donc de dire que
l'agacement des dents en est le premier degré
de la douleur, et que tous les acides produisent ce malaise.

Le vinaigre n'est pas le seul qui détériore
les dents en les rendant blanches momentanément; toutes les substances acides qui les
agacent, produisent le même effet, tels que
l'oseille, le citron, la crème de tartre, et particulièrement les acides minéraux, sous quelque forme qu'on les emploie, et quelle que
soit la dénomination spécieuse qu'on leur
donne. Déjà, il y avait plus de cent ans,
B. Martin (2) avait remarqué que ces acides
corrodent et calcinent les dents, et qu'avec le
temps ils les font devenir jaunes, d'une manière
à ne jamais changer de couleur : il eût pu

---

(1) *Quod acetum dentibus, quod fumus oculis, hoc
piger est iis qui eumdem emittunt.* Prov., c. 10, v. 26.
(2) Dissertation sur les dents, pag. 69.

ajouter qu'en perdant leur poli, elles finis-
saient par prendre une teinte noire. Je connais une dame dont les dents sont devenues
couleur de corne par la perte de l'émail, après
avoir fait un long usage d'un acide dont les
affiches de la Rochelle, en 1793, et les journaux de Danemarck, d'après un ordre exprès,
ont signalé le dangereux usage.

Par quelle fatalité les esprits sont-ils donc
fascinés sur les effets des dentifrices à base
acide? Ah! c'est le charme d'une belle fleur
dont l'odeur ne frappe agréablement l'odorat, que pour mieux porter son coup mortel à
qui ose s'en approcher. Comment encore, de
nos jours, des dentistes ont-ils osé se servir de
ces agens perfides, pour nettoyer les dents? Je
connais plusieurs dames à qui, dans leur pension, on a nettoyé les dents avec un morceau
de bois trempé dans des acides violens : leurs
dents, très-blanches d'abord, mais vivement
agacées, devenues ensuite noires et cariées,
sont aujourd'hui des témoins irrécusables de
cette détestable manière d'opérer. Dentistes,
entre les mains desquels ces acides sont un
moyen de flatter l'amour-propre d'une jolie
femme qui veut se parer de ses dents, conten-
tez-vous des instrumens que l'art met entre

vos mains : le fer sur les dents, dirigé avec
adresse, ne les blesse jamais; autrement, la
précaution que vous prendrez en employant
ces acides, et l'agacement des dents, qui en
sera la suite, déceleront tout à la fois le danger de ce cosmétique, et vous démériteront la
confiance publique.

Si ces vérités n'ont pas aux yeux de quelques
hommes tout le prix qu'elles méritent, ils voudront bien seulement se ressouvenir de la leçon médicale que leur donnent les vaches,
dont M. le Vaillant a observé les habitudes
chez les Caffres (1); suivant cet illustre voya-
geur, lorsque ces vaches ont mangé des her-
bes dont le goût est sur, elles ont les dents
vivement agacées, et pour se soulager elles se
rongent mutuellement les cornes, quand elles
ne trouvent pas d'os ; ces hommes alors, après
avoir fait usage d'acides pour la propreté de
leurs dents, chercheront, à l'instar de ces animaux, à en émousser l'agacement en rongeant
leurs ongles, et ils finiront..... par se mordre
les doigts.

On se sert ordinairement pour les dents de

(1) Voyage dans l'intérieur de l'Afrique, tom. II,
pag. 36.

brosses dont on ne voudrait pas frotter la
peau, sans faire attention que les gencives en
sont toujours touchées, et qu'elles ne peuvent
manquer d'en être lésées. Faut-il donc que
l'animal qui en fournit les soies, le sanglier,
soit encore quelquefois, après sa mort, comme
auparavant, nuisible et dangereux pour l'homme? Une brosse douce et fine doit être préférée; utile pour la propreté des dents, elle n'a
aucun des inconvéniens des brosses dures.
S'il y a quelques cas où on doive y avoir recours, c'est aux dentistes à les déterminer
d'après l'examen de la bouche; mais en général la jeunesse doit être bien circonspecte
sur leur usage, si elle ne veut pas s'exposer à avoir les dents déchaussées, ou dégar-
nies, en partie, de leur émail.

Quelques particules alimentaires qui se sont
engagées entre les dents, ne tarderaient pas à
s'y corrompre par leur séjour, donneraient de
l'odeur à la bouche, et irriteraient les gencives. Les débris de noisettes, d'amandes, de
pepins et de substances salées, sont celles dont
la présence est le plus nuisible; il convient de
les ôter avec un cure-dent, et ensuite de se laver la bouche avec de l'eau. Le vin dont Galien recommande l'usage après avoir mangé du

8

lait ou des substances grasses et visqueuses, ne s'accommoderait pas avec les usages de la société : elle trouverait certainement plus agréable l'usage d'un peu de liqueur de table étendue dans de l'eau.

Lorsque l'âge donne à la main du poids et de l'expérience, les cure-dents d'or et d'argent peuvent quelquefois remplacer ceux de plume, qui cependant sont toujours préférables; mais il importe d'observer que, si les uns ou les autres se trouvent trop engagés entre les dents, il ne faut jamais les tirer avec violence ou par secousse. Dirai-je que l'on a vu quelquefois des dents usées sur les côtés par le passage réitéré d'une aiguille, ou d'une épingle de cuivre, et être dans cet endroit imprégnées de particules cuivreuses? Soit qu'une douleur antécédente ait nécessité ce frottement, soit qu'elle en ait été la suite, l'extraction des dents est devenue plus urgente. Un couteau tenir lieu de cure-dent! Quand les convenances sociales n'en interdiraient pas l'usage, les accidens qui peuvent en naître s'y opposent. J'ai été consulté pour une jeune fille de dix ans qui s'était fracturé en long une incisive inférieure avec un couteau qu'elle avait mis entre cette dent et la canine. N'en ayant éprouvé de vives douleurs que le troisième jour, la maîtresse de pension, et de suite les parens, n'en furent instruits qu'à cette époque; et ce ne fut que le sixième que je la délivrai de sa dent et de ses douleurs. Souvent des dents rayées, fatiguées dans leur sertissure par les petits instrumens de poche, dont quelques personnes croient tirer avantage pour la propreté, offrent la preuve des inconvéniens qui en résultent : ainsi quand on ne sait pas s'en servir, on voit tourner à sa perte des armes destinées pour sa défense.

. Il n'est pas indifférent de se servir, sans choix et sans précaution, de tout ce dont on vante les vertus pour nettoyer les dents; outre les substances qui, de leur nature, peuvent être nuisibles à ces organes, il y en a qui peuvent le devenir consécutivement. Ainsi l'on a vu les feuilles d'oseille, de cochléaria et autres, portées dans la bouche sans être lavées, et encore imbibées ou couvertes des excrémens de quelque insecte, déterminer sur les gencives et dans l'intérieur de la bouche une légère inflammation, des boutons ou des ulcères. Qu'un médecin (1), Mizaud, ait emprunté de Bo-

_____

(1) *Memorabilium utilium, ac jucundorum Centuria prima.*

8.

cace (1) une anecdote qui ajoute à ce tableau,
moins crédule que le médecin, tout lecteur
ne la verra pas ici sans intérêt : voici le fait.

Deux jeunes personnes, Pasquin et Simone
s'entretenaient au pied d'un arbre, dans un
jardin, sur les propriétés de la sauge pour nettoyer les dents. Pasquin même cueillit quelques feuilles de cette plante, et s'en frotta les
dents et les gencives ; mais bientôt il devint
pâle, et perdit la vue, la parole et la vie : le
visage était enflé et marqueté de taches noires.
Simone fut alors accusée d'avoir empoisonné
ce jeune homme ; amenée devant le juge, elle
s'expliqua clairement, et, au pied de l'arbre,
elle lui montra en se frottant aussi les dents
avec quelques feuilles de cette sauge, comment Pasquin s'en était servi. Mais quelle sur-
prise ! soudain les mêmes accidens se mani-
festent, et elle meurt. Dès l'instant même le
magistrat, pour empêcher que pareille scène
ne se renouvelât, fit arracher cette plante,
qu'il croyait vénéneuse, et on trouva parmi
les tiges un crapaud d'une grosseur énorme.
On ne balança pas alors de croire que cet animal n'eût communiqué une qualité malfai-

---

(1) Le Décaméron, Nouvelle XXXVI.

sante aux feuilles d'une plante où il aime beaucoup à vivre.

Quelle que soit l'origine de ce conte, il n'en
servira pas moins de leçon à ceux qui voudraient porter à leur bouche, soit pour leurs
dents, soit pour tout autre motif, des substances dont la nature malfaisante leur serait
inconnue, et qui les exposeraient non au sort
des amans de Bocace, mais à quelque affection
de bouche, laquelle deviendrait peut-être d'autant plus grave, qu'ils porteraient le germe
d'une maladie. Tout Paris n'a point encore
oublié l'histoire de ce soldat qui, il y a quel-
ques-années, étant aux Champs-Élysées, s'a-
musa à mâcher d'une plante qu'il ne connaissait pas; il en fut tellement incommodé, qu'il
en mourut subitement.

On sent ordinairement, dans presque tous
les dérangemens de la santé, le besoin de laver sa bouche, et surtout après le vomissement; dans cette circonstance, les dents, ex-
cessivement agacées, réclament fortement un
remède, et rien de meilleur que les ablutions
d'eau légèrement spiritueuse et aromatique ;
elles ont ce double avantage de remédier à
l'affection désagréable du goût, et de débarrasser les dents de ces matières glutineuses et

acides qui s'y sont collées ; il importe de les faire d'autant plus promptement que l'agacement qui existe annonce que ces matières agissent avec violence sur les dents ; l'acidité en paraît telle, que l'émail en est promptement corrodé chez ceux qui sont sujets à vomir fréquemment. Je connais un jeune homme, âgé de vingt-quatre ans, qui rumine toute nourriture solide ; il en a une si grande habitude, qu'il retient dans sa bouche cette pâte alimentaire que l'estomac rejette, pendant assez de temps pour qu'on ne s'aperçoive pas de son incommodité dans la société. La plupart de ses dents en sont tellement affectées, qu'avec un cure-dent on détache l'émail qui est réduit à l'état de chaux, et on met à découvert la substance osseuse qui est plus molle, plus sensible, et qui reste blanche. Ses dents sont agacées, lorsqu'il vomit ou qu'il mange des fruits aigres ; d'où l'on ne peut douter que les sucs de l'estomac, quoique joints aux substances alimentaires, n'aient sur les dents une action bien destructive. Cette observation s'accorde avec l'expérience de Spallanzani, qui rapporte que le suc gastrique du chien a la propriété de détruire l'émail des dents.

O jeunes épouses! qui payez si souvent, par les vomissemens, les doux avantages de la maternité, que ces faits soient toujours présens à votre mémoire ; ne négligez pas de laver promptement votre bouche après ces instans de crise, si vous voulez conserver vos dents : autrement une ou plusieurs d'elles, d'une texture plus délicate, en seront particulièrement affectées de carie; ensuite viendront des douleurs qui, quoiqu'elles puissent tenir à une autre cause, vous forceront, pour votre santé et celle de votre enfant, d'en faire le sacrifice. L'abondance de ces eaux qui inondent votre bouche, n'en exige que plus les ablutions fréquentes ; elles contribueront à empêcher que vos dents n'en perdent leur brillant. Plus d'une fois aussi vous avez accusé le lait de les rendre jaunes pendant votre nourriture; cette remarque, qui n'a point échappé à un célèbre médecin de Paris, Lorry (1), doit aussi vous engager à veiller sur la propreté de votre bouche, et à ne pas laisser séjourner le limon blanchâtre qui s'amasse sur vos dents pendant l'allaitement.

_____

(1) *Tractat. de morbis cutaneis* , pag. 61.

CHAPITRE V.

De ce qui est nuisible aux Dents.

—

Pour être toujours bonnes et belles, les dents exigent d'autres soins, qui tiennent moins à la propreté qu'à l'éloignement de tout ce qui peut leur porter atteinte. S'il est des cas où, comme on le verra plus bas, ces soins ne peuvent avoir lieu, dans beaucoup d'autres la prévoyance les dicte impérieusement : les jeux, les ris, les plaisirs de l'enfance s'en trouveront peut-être contrariés au premier instant, mais ils y gagneront d'une autre manière, et les regrets n'en seront pas quelquefois une suite inséparable. Mauchart rapporte dans les Éphémérides des Curieux de la Nature, qu'une incisive avait été fêlée par un noyau de cerise jeté avec violence. Plus d'une fois cet innocent jeu de colin-maillard a été interrompu par une dent qu'on s'est fracturée contre la tablette de marbre d'une commode ou d'une

cheminée. J'ai vu l'enfant d'un limonadier
dont deux incisives supérieures ont été rompues par un coup de marteau, dans un moment
où la direction de son bras qui le portait avec
rapidité, fut changée par un de ses camarades.
N'a-t-on pas vu aussi des dents renversées ou
rompues à ces jeux où on lance avec force un
corps dur, tel qu'à la balle, au jeu de paume,
ou au billard de jardin. L'exercice des armes
n'est point exempt d'un pareil événement : je
connais un maître d'armes qui, jeune, eut plusieurs dents ébranlées d'un coup de fleuret :
si elles eussent été chassées tout-à-fait de leur
alvéole, je doute qu'il eût imité ce lutteur dont
parle Elien (1), qui ayant eu les dents rompues dans le combat, les avala, pour ne pas
laisser à son adversaire la satisfaction de s'en
apercevoir.

Peindre avec des dents de fer un animal fé-
roce et vorace, est une idée ingénieuse qui
appartient au style dans lequel écrivait le prophète Daniel (2) : c'est donner à la férocité des
armes dont la dureté est telle qu'on peut en

---

(1) *Historiar. diversar.* Lib. X, cap. XIX.

(2) *Et ecce bestia quarta terribilis, atque mirabilis,
et fortis nimis, dentes ferreos habebat magnos.* C. VII,
vers 7.

tirer des étincelles. Confiant dans cette solidité, aucun homme ne doit se permettre d'i-
miter l'exemple de celui dont les dents rendaient du feu, lorsqu'on les frappait avec un
caillou, ainsi que le rapporte Bartholin (1);
il laissera aussi le fanfaron mâcher du verre
et des pierres, et le téméraire casser des
noyaux et des noix (2) : les employer à cet
usage, c'est s'exposer à les fêler, à les ébranler, ou au moins à y déterminer une irritation, qui par la suite deviendrait la cause de la
carie et des douleurs.

Quelques femmes sont très-étonnées de
voir que le bord de leurs incisives est garni de
petites dentelures qu'elles n'avaient pas d'a-
bord; qu'elles n'en cherchent pas la cause ailleurs que dans la mauvaise habitude de couper
du fil avec leurs dents, qui même avec le temps
en seront ébranlées. Il y a aussi des hommes
qui ne doivent la perte des leurs à d'autres
causes que de s'en être servi, pour tenir la fi-

(1) TH. BARTHOLINI, *de Luce hominum et brutorum.*
Lib. I, cap. XIII.

(2) Le nom de casse-noix, *nucifrangibulum*, ne convient point aux dents, ainsi que le comique Plaute a
voulu le faire entendre. *Bacchid.* Act. IV., sc. II.

celle avec laquelle ils sont continuellement
occupés à lier différens objets. Mais sans parler de ces imprudens qui tirent avec les dents
des bouchons ou même des clous, que dire
de ces hommes qui exposent les leurs à porter
leur semblable, à soulever une table ou quelque pesant fardeau? Une gageure, une jouissance du moment n'est pas toujours exempte
de repentir. Ceux qui sont jaloux d'avoir de
bonnes dents, n'en seront pas sans doute les
imitateurs, et ils s'exposeront encore moins à
les mettre au jeu, comme ces hommes passion-
nés qui, ayant perdu leur fortune, ont joué
leurs dents, leurs sourcils et leur femme (1).
Ces joueurs avaient, sur la nécessité de conserver les dents, une opinion bien différente
que les Hébreux, qui, en matière criminelle,
en regardaient la perte comme digne du ta-
lion (2); l'on ne croira pas non plus qu'ils
aient pris, pour règle de l'estimation de celles
qu'ils mettaient au jeu, l'amende que des
législateurs du moyen âge (3) avaient fixée

(1) *Sed nec defuére qui dentibus et superciliis lusisse
visi sunt, sicut et ipse venetum qui in uxorem suam lu-
serat vidi.* PASCASIUS JUSTUS, de Aleâ, lib. I, pag. 24.
(2) *Dentem pro dente*; Exode, chap. XXIII.
(3) Pour une dent brisée, douze écus. *Loi salique.*

contre celui qui avait rompu une dent à quelqu'un.

Une pipe entre les dents, les agace d'a-
bord, ensuite par l'usage journalier les use,
et y forme un vide que l'art semble avoir fait
pour le tuyau de la pipe ; ici la bouche pourrait à juste titre être appelée *Fumivore* : que
la plus grande partie de la fumée en soit re-
jetée, qu'il y en ait de consommée par l'absorption, il n'en reste encore que trop sur les
dents, où elle se montre sous la forme d'un
tartre fuligineux et carbonique. La quantité
de salive que la pipe fait rendre, ne permet
pas de douter que la fumée, par son âcreté,
n'irrite les glandes salivaires et toute la membrane de la bouche ; les gencives n'en sont
pas exemptes ; de là cette légère tuméfaction qu'on y remarque chez les fumeurs, et
chez ceux qui mâchent du tabac, comme l'a
observé Rouppe, en parlant des maladies des
gens de mer (1). On en peut donc conclure
que si le tabac mâché ou fumé a quelques avantages, on doit en craindre, pour la bouche seulement, beaucoup d'inconvéniens. Je laisse au
médecin à faire connaître jusqu'où la santé

(1) *De Morbis Navigantium liber unus.*

peut s'en trouver bien, ou en éprouver quelque dérangement.

On désire, on cherche, on aime à savourer les glaces et les sorbets; le palais en est agréablement affecté : si cependant ils viennent à toucher les organes à l'action desquels on ne doit pas les subordonner, bientôt ils prouvent, par une ingrate sensation, la vérité d'un aphorisme d'Hippocrate. *Le froid est nuisible aux dents*, avait dit ce père de la médecine (1); oui, il les congèle comme la chaleur les brûle; mais le passage subit de l'un à l'autre, rend toujours ces agens plus dangereux. On dit en proverbe (2) que soupe chaude gâte les dents; le froid du vin qu'on boit après, n'y contribuerait-il pas? L'action d'un air glacial après le thé bouillant, rend sensibles et douloureuses les dents des amateurs, et finit par les perdre. De là vient, comme le pensent et le rapportent des observateurs, cette différence de la denture chez le sauvage et chez l'homme civilisé; celui-là les a presque toujours bonnes et solides, celui-ci les a plus

_____

(1) *Frigidum inimicum ossibus, dentibus.* Sect. V, aph. 18.

(2) *Pultes ferventes faciunt corrumpere dentes.*

souvent cariées, branlantes, ou douloureuses;
le premier à la vérité ne vit que de racines,
de fruits et de chairs crues, tandis que le second ne connaît que des alimens préparés et
servis chaudement. Mais faut-il attribuer seulement à ces alimens les différentes maladies
de l'organe dentaire? ne peuvent-elles pas
dépendre de toutes les causes qui dérangent
la santé de l'homme, causes d'autant plus fréquentes qu'il est plus recherché dans sa manière de vivre en société? Les animaux qui
vivent avec l'homme, et qui partagent et les
charmes et les peines de la société, ne sont point
exempts des maladies des dents; témoins les
chiens, et entre autres celui dont parle Phè-
dre : avec ses dents cariées, il n'avait pas la
force d'arrêter un sanglier; témoins les che-
vaux, dont les dents sont affectées de carie ou
défigurées par des traces d'atrophie, comme
j'en possède quelques exemples que je dois à
l'amitié et à l'obligeance de M. Girard, direc-
teur de l'École royale Vétérinaire d'Alfort.
Le rat, au contraire, conservant davantage
ses habitudes sauvages, est plaisant à voir fier
de ses dents, et n'en touchant que du bout
un reste de lard dont un de ses camarades
voulait le régaler. Une belle dent, qui est le

dens superbus d'Horace (1), craint d'être ter-
nie par des alimens peu recherchés.

Si les poëtes n'avaient tracé d'une touche
hardie les torts que la malpropreté fait aux
dents, si je n'avais déjà parlé des effets du
tartre qui en est la suite, ce qu'il faudrait dire
à ce sujet trouverait ici sa place. Qu'il me
suffise de rappeler en peu de mots, que le défaut de propreté facilite l'amas du tartre autour des dents, les rend sensibles, douloureuses et vacillantes, et qu'il en entraîne ainsi
la perte : quelquefois cependant avec des soins,
on voit encore ces tristes effets avoir lieu, surtout quand on ne mange que d'un côté; dans
ce cas, la simple inspection de la bouche en
décèle bientôt la vraie cause. Que la jeunesse
y songe bien : une dent de lait cariée et douloureuse lui fait contracter l'habitude de ne
manger que du côté opposé, en attendant
qu'une dent de remplacement lui en fasse prendre une meilleure ; la mastication cependant
doit s'opérer des deux côtés, et l'art est là pour
en lever tous les obstacles. Sans cette précaution, il est des individus sur les dents desquels
le tartre s'amasserait en grande masse, unirait

(1) Lib. II, sat. VI.

les deux mâchoires, et en empêcherait les mouvemens, ainsi que Gérauldi en rapporte un exemple (1).

Qui ne doit pas craindre que le défaut de propreté n'entraîne l'odeur de la bouche? On ignore que le jurisconsulte Trébatius (2) a mis en question, si celui-là se porte bien, qui sent de la bouche; mais dans la société, où souvent on s'embrasse, il est assez connu que le nez seul sent tout le prix d'un fétide baiser. Quelques anecdotes, auxquelles la mauvaise haleine a donné lieu, soit qu'elle vienne de la malpropreté de la bouche, soit qu'elle ait une autre source, pourraient ici servir de leçon à la jeunesse; il me suffira d'en citer la suivante, recueillie par Sue. Benserade, après avoir entendu chanter dans une compagnie une demoiselle qui avait l'haleine très-forte, dit à son voisin : *Voilà une très-belle voix et de fort belles paroles, mais l'air n'en vaut rien* (3).

(1) L'Art de conserver les Dents, pag. 135.

(2) *An Virgo, cui os olet, sana sit*, a dit aussi H. Kornmann, dans son traité *de Virginitate*.

(3) Anecdotes historiques, littéraires et critiques sur la Médecine, la Chirurgie et la Pharmacie. Paris 1785, pag. 122.

Ce n'est point ici le lieu d'examiner jusqu'où et comment les maladies influent sur les
dents; j'en ai déjà dit quelque chose ailleurs (1), et la discussion nous menerait trop
loin : il importe seulement de savoir que dans
les maladies aiguës et inflammatoires, les dents
deviennent jaunes et noires, qu'elles se couvrent, ainsi que les gencives, d'un limon fort
épais, et que parfois elles commencent à se
carier. C'en est assez sans doute pour donner
l'éveil, et rappeler le souvenir des soins qu'il
convient de donner à sa bouche après les maladies; beaucoup de personnes ont eu à se
plaindre, pour les avoir négligés. Peut-être
même, pendant le cours des maladies, lorsque les forces et la présence d'esprit le permettent, il conviendrait de faire laver la bouche des malades après la visite du médecin; je
dis après la visite du médecin, parce que la
bouche est pour l'homme de l'art un *tableau
de la santé*, qu'il aime à consulter, afin de
mieux diriger ses opérations, non en la con-

---

(1) *Voyez* mes Réflexions sur l'Odontalgie consi-
dérée dans ses rapports avec d'autres maladies, *Paris*,
an XI, et mes Considérations sur les Dents, insérées
dans les Bulletins de la Société de la Faculté de médecine
de Paris.

9

sidérant comme propre à ces divinations qui
sentent la chiromancie, la nécromancie, la
gastromancie, et autres dont parle Peucer (1);
mais en en déduisant ces lumineux pronostics
dans les maladies, à l'exemple d'Hippocrate,
de Prosper Alpin, et surtout d'après le plan
profondément médité de M. Double, dans sa
séméiologie générale. De cet acte de propreté,
il résulterait que la bouche, moins limoneuse,
et les dents, moins agglutinées entre elles, ne
deviendraient pas une nouvelle source de cor-
ruption transportée tant dans l'estomac avec
les boissons, que dans la circulation par les
vaisseaux absorbans; et si le malade, d'après
l'avis de son médecin, prenait quelque aliment, l'organe du goût en apprécierait bien
mieux l'avantage. J'en appelle au témoignage
de ceux qui, dans leur convalescence, n'ont
jamais si bien goûté leur premier repas que le
second.

Ceux qui ont des maladies de longue durée, ne doivent pas oublier que souvent la
bouche est affectée par l'humeur acrimonieuse
qui les a produites, ou par les suites d'un trai-

_____

(1) *Commentarius de præcipuis generibus divina-
tionum.* Witteb., 1576.

tement employé pour les combattre : la malpropreté en est, dans plusieurs occasions, la
cause déterminante. J'ai vu le tartre, par sa
présence, irriter les gencives, y attirer la
goutte, une affection dartreuse ou rhumatis-
male, et être la cause de la douleur, de l'é-
branlement et de la perte des dents. Les personnes qui sont obligées de prendre des boissons dans lesquelles il y a des acides minéraux,
ont vu leurs dents agacées, jaunes, et quelquefois cariées ; aussi quand on prend les eaux
minérales acidulées, est-on dans l'usage de
mâcher un morceau de mie de pain, pour
empêcher qu'elles n'agissent sur les dents d'une
manière désagréable. Enfin combien n'y en
a-t-il pas qui, par suite de traitemens avec le
mercure, ont eu la bouche échauffée plus
ou moins de salivation, les gencives fongueuses et les dents vacillantes? Si ces accidens
peuvent avoir lieu, lors même que les dents
sont bonnes et propres, on doit encore plus
les craindre, quand les gencives sont molles,
tuméfiées et sensibles, soit par la présence du
tartre, soit parce que des dents cariées et
douloureuses restreignent la mastication à un
seul côté. Ici ma simple observation est sanc-
tionnée du sceau de l'expérience du chirur-

9.

gien en chef de l'hospice des vénériens, M.
Cullerier, qui depuis plus de vingt ans donne
avec distinction ses soins aux malades qui lui
sont confiés. Dans tous ces cas, la surveillance du dentiste est aussi indispensable, que
les soins personnels sont utiles et nécessaires
pendant et après le cours des maladies.

On ne manquera pas de dire : c'est me-
ner une vie bien triste que de s'astreindre
aux lois de la médecine (1); mais tel qui tient
ce langage, ne manque jamais d'appeler le
médecin à son secours, quand les circonstances l'exigent, et peut-être s'y trouverait-il
moins forcé, si la raison, plus que les caprices, réglait son genre de vie. Quoi! dira-t-on,
pour les dents il faut tant de précautions?
Elles ne sont pas si utiles, puisque, sans s'as-
sujettir, on voit beaucoup de personnes qui
ont de belles et bonnes dents. De ce que dans la
société il y a des hommes assez robustes, assez
heureux pour vivre sans maladies et sans médecins, il n'en faut pas conclure qu'il importe
peu d'éviter tout ce qui rend malade.

Celui dont la santé est débile, a besoin,
plus que tout autre, de veiller à la conserva-

(1) *Miserè vivit, qui medicè vivit.*

tion de ses dents. Souvent j'ai vu des jeunes gens qui, avec les apparences d'une bonne santé, pour avoir fait disparaître de leur visage des boutons, des petites dartres farineuses et ce qu'on nomme *feu volage*, en ont senti les inconvéniens par la carie, les douleurs et la perte de leurs dents. Il n'est pas rare de voir les gencives devenir rouges et sensibles, et les dents légèrement cariées, être affectées de douleurs à chaque renouvellement de la saison froide qui amène ordinairement la disparition momentanée de ces diverses éruptions; tout comme j'ai remarqué les mêmes effets chez ceux qui avaient presque toujours les pieds froids, ou qui les lavaient à l'eau froide, ou qui après avoir eu pendant long-temps une sueur continuelle de ces parties, l'avaient vue se supprimer. Les jeunes personnes ne doivent point ignorer que dans un âge plus avancé, les gencives deviennent fongueuses et saignantes par la suppression d'une évacuation sanguine ou de quelque écoulement séreux, et l'on pourrait volontiers dire que celui-ci a quelquefois fixé son siége entre les gencives et les dents. Dans tous ces cas, l'homme instruit en peut découvrir la cause, et faire connaître ce qu'il convient de faire,

avec la recommandation surtout d'en soumettre l'indication au médecin ou chirurgien
ordinaire.

Peut-être convient-il, pour remplir le but
que je me suis proposé, d'examiner comment
les costumes et les modes s'opposent à la bonté
et à la beauté de l'organe dentaire? Lorsque
Desessarts (1) a dessiné avec une touche aussi
effrayante que vigoureuse, les inconvéniens
qui en résultent pour la santé; lorsque plus
récemment la vérité s'est montrée sous la plume

---

(1) « Comment pourrais-je effacer de ma mémoire,
» dit ce médecin, cette jeune personne qui, brillant
» de toutes les grâces et de toutes les forces de la jeu-
» nesse, jouissant à six heures du soir de la plus belle
» santé, est entraînée, sous le costume de la presque
» nudité, dans ces fêtes que l'on pourrait avec raison
» comparer aux saturnales des Romains, et rentre à
» onze heures, saisie de froid, la gorge sèche, la poi-
» trine oppressée, déchirée par une toux violente, et
» perdant bientôt la raison, en proie au feu dévorant
» de la fièvre, ne recevant de notre art, qu'elle im-
» plore, de légers soulagemens que pour expier dans
» les longues souffrances de la phthisie, et dans une
» fin prématurée, la crainte de paraître ridicule ? »
Résultats des observations faites dans plusieurs dépar-
temens, sur les maladies qui ont régné pendant les six
premiers mois de l'an 8.

médicale et badine de l'*Ami des Femmes* (1),
il me reste seulement à faire remarquer que
mille bouches déposeront un jour sur les maux
dont les dents en auront été affligées. Si en effet, par cette manière de se vêtir, qui n'est
rien moins que conforme aux bonnes mœurs
et à la santé, la transpiration est le plus souvent supprimée, les maladies fluxionnaires
en sont la suite dans un grand nombre de
cas; la bouche, où les fluxions s'établissent
d'une manière si sensible, en est bientôt affectée, les mâchoires en éprouvent des serremens, et les dents en deviennent malades et
douloureuses.

Combien de femmes n'ont-elles pas eu à se
plaindre de douleurs de dents, lorsqu'après
une belle et très-chaude journée d'été, elles
se sont plu à respirer l'air le plus frais de la
nuit, surtout dans quelques bosquets? Ces vêtemens de gaze qu'elle trouvaient trop pesans, n'ont pu les en garantir. Je n'oublierai
jamais une femme qui, toutes les fois qu'elle
allait le soir, avec le costume des Grâces, aux

_____

(1) Tel est le titre d'un ouvrage de M. Marie de
Saint-Ursin, concernant l'influence de l'habillement
des femmes sur leurs mœurs et leur santé.

délicieuses promenades de Tivoli ou de Fras-
cati, souffrait le lendemain du mal de dents;
trop attachée au plaisir de porter une robe
décoletée et sans manches, elle ne voulait pas
y renoncer pour éviter ses douleurs; elle pré-
tendait que la science devait lui indiquer un
préservatif : sans doute les bains que M. Marie de Saint-Ursin propose aux femmes, de
prendre habituellement, en conservant leur
costume actuel, eussent pu diminuer, et même
faire disparaître les odontalgies de cette dame;
mais on peut douter que jamais ils en eussent
prévenu les retours; en ramollissant et relâchant la peau, les bains la rendent aussi plus
propre à restituer pendant le jour, l'eau dont
le corps s'est imbibé le matin; et dans ce cas
la transpiration est toujours, le soir, le jouet
de la température et du costume.

Il n'est pas indifférent pour les dents de
soumettre la tête aux caprices de la mode. Que
des douleurs de dents, au rapport des observateurs, aient été guéries par la coupe des
cheveux, on n'en doit pas juger qu'on peut
toujours, sans inconvénient, imiter la coif-
fure de Titus et de Caracalla. Beaucoup de
personnes déposeraient le contraire. Comme
de ce qu'il y en a eu qui ont éprouvé des odon-

talgies chaque fois qu'on les rasait, il ne faut
pas en conclure avec Hottinger (1) que la présence de la barbe en est un préservatif. Les
dents cariées et douloureuses de ces respecta-
bles cénobites qui se faisaient remarquer par
leur longue barbe, ne permettent pas de nous
arrêter davantage aux rapports qui existent entre cette partie et les dents. Considérons plutôt
un instant cette masse touffue qui protège de
son ombre cette partie du corps où les sens
ont établi leur empire; c'est un organe trans-
piratoire dont la surface, étendue à l'infini,
exhale une rosée qui se mêle avec une autre
plus abondante qui s'échappe des pores du cuir
chevelu. Telle est, entre ces parties, cette ré-
ciprocité, que l'une ne peut manquer d'être
utile à l'autre, et que l'une par l'autre devient
aussi malade : les fastes de l'art en offrent des
exemples. Examinons aussi la nature de cette
rosée; loin d'être aqueuse comme celle qui
découle des plantes, elle est grasse, huileuse,
et semblable à celle qu'on remarque sur la
laine des moutons, et en général sur les poils
et les plumes de presque tous les animaux. C'est
une sorte d'onction naturelle, ingénieusement

(1) *Miscellanea curiosa, dec. III, an 9, obs.* 229.

préparée pour repousser toute humidité ; en
liant les cheveux entre eux, elle les colle, pour
ainsi dire, en masse sur la tête, afin de la mettre à l'abri de ces variations brusques et su-
bites de l'atmosphère.

On ne peut donc, sans imprudence, tour-
menter cette belle chevelure, et convertir son
utilité en agrément. La poudre a sans doute
ses inconvéniens; peut-être son usage fut-il
inventé par le besoin : c'est ainsi qu'on voit
aujourd'hui employer le son et la poudre d'i-
voire pour enlever le gras des cheveux. On ne
trouve pas le même motif dans cette manière
de les arranger, en les torréfiant avec un fer
chaud, et on y voit plus de danger. Mais les
couper près de la tête, n'est-ce pas contrarier
les vues bienfaisantes de la Providence ? On
détruit en grande partie un organe utile, et
on en expose un autre aux intempéries de la
saison : aussi, après cette manœuvre indiscrète, a-t-on souvent vu des maux de tête,
des faiblesses de la vue, des surdités, les glandes du cou engorgées, des douleurs dans la
mâchoire, et les dents surtout noires, cariées
et très-sujettes aux fluxions ? Sans rapporter
ici aucun fait, il est des personnes qui, dans
cette esquisse de maux qu'il appartient à la

médecine de traiter plus amplement, reconnaîtront ce qui est arrivé à leur bouche; et d'autres y trouveront la source des maladies qu'elles rapportent à d'autres causes.

Ceux qui se brossent et se frottent fortement la tête, en facilitant la transpiration, peuvent éviter jusqu'à un certain point les suites fâcheuses qui en accompagnent la suppression; mais il n'en est pas de même de quiconque cherche la propreté de ses cheveux, et prétend les dégraisser dans un baquet d'eau chaude, ou sous le robinet d'une pompe : souvent dans les maisons paternelles, la jeunesse, qui n'a pas d'expérience, ne fait cette opération que de temps en temps et en cachette; dans quelques pensions la loi y assujettit toutes les têtes : c'est un moyen de les nettoyer, qu'on y trouve aussi facile qu'expéditif. On se plaint ensuite de ce que les enfans ont des douleurs de dents, et de ce que souvent il faut leur en ôter. Loin d'en chercher la cause ailleurs, on n'en doit accuser, dans beaucoup de cas, que cet acte de propreté. Voyez ces enfans avec leur tête qui ne sèche presque jamais : leur visage pâle ne connaîtra point les riches couleurs de l'adolescence, et le sourire de l'enfance fera promptement place aux rides imprimées, avant l'âge, sur leur front. En vain dirait-on que, pour ôter toute l'eau, on essuie bien les cheveux ; il en reste toujours assez, pour que la racine ne cesse d'être mouillée, que la transpiration en soit supprimée, et qu'ainsi le cerveau en soit continuellement humide. Cette expression vulgaire ne fut jamais plus vraie que dans le sens qu'elle est prise ici : des yeux larmoyans, un nez qui coule, des oreilles qui suppurent, et des fluxions fréquentes sur les dents, tout annonce un excès d'humidité, dont la transpiration supprimée fournit une source abondante. Ceux-là avaient certainement beaucoup d'expérience, qui nous ont transmis le précepte de se laver souvent les mains, rarement les pieds, et jamais la tête (1).

Autrefois, dit-on, les Celtes ne se trouvaient bien parés qu'avec une chevelure couleur d'or (2) : chez d'autres peuples au contraire, comme en France aujourd'hui, cette mode n'était pas recherchée ; on préférait les cheveux noirs ; et quand la nature ne les avait pas donnés tels, on s'empressait de les teindre

(1) *Lava sœpè manus, rarò pedes, nunquam caput.*
(2) Histoire des Celtes, par Pelloutier, liv. II, c. VII.

en noir. On n'ignorait point,que les dents pouvaient en recevoir quelque dommage; mais
on usait de précaution pour les en garantir.
Elien (1) rapporte que les œufs de corbeau
ont la propriété de noircir les cheveux; puis
il ajoute que ceux qui ont recours à cette ruse, ont soin de tenir de l'huile dans leur bouche, parce que sans cette précaution leurs
dents deviendraient noires comme leurs cheveux, sans qu'on pût les nettoyer. Une telle
prévoyance, toute crédulité à part, pour un
moyen aussi simple en apparence, doit certainement donner l'éveil sur ces liqueurs, tein-
tures ou pommades qu'on propose pour le
même usage, et qui ne sont le plus souvent
composées que de substances métalliques, as-
tringentes et caustiques. Que la jeune femme,
pour qui les cheveux blancs épars cà et là ne
sont pas ce que tête blanche est au vieillard,
profite de cette leçon, et qu'elle craigne, malgré toute précaution, de ne pas avoir des dents
blanches avec des cheveux noirs!

« Pour ne laisser sans remèdes les dents des
» damoyselles qui ne pensent ou ne veulent
» croire que le fard de l'argent vif ni du su-

(1) *De Animalium Naturâ*, lib. I, cap. LXVIII.

» blimé son filz, puisse gaster n'y ronger leurs
» dents, ie les advise avecq le conseil de mo n-
» sieur Rondelet de ce frotter les dents avec
» de bonne thériaque détrempée en vin blanc,
» parce qu'elle a un merveilleux effect à résis-
» ter contre l'injure de ce poison. » C'est ainsi
que s'exprimait, en 1582, Urbain Hemard, chirurgien qui s'est occupé avec distinction de
l'anatomie et des maladies des dents (1). Ce
moyen préservatif, commandé par la cosmétique du temps, est certainement préférable à
un autre indiqué par le même auteur, pour
détourner des dents et des gencives l'effet de
ces mêmes substances qu'on administre dans
quelques maladies : il consistait à tenir une
pièce d'or entre ses dents, pendant quelque
temps, « affin, dit-il, que toute la vapeur de
» l'argent vif s'attache contre l'or à raison de
» l'amitié qu'ilz ont ensemble. » Nos dames
aujourd'hui ne seront pas forcées d'avoir recours à de pareils moyens. L'art moderne des
embellissemens de la face le plus souvent n'est
pas dangereux ; cependant, lorsqu'il est employé à faire disparaître quelques taches du

---

(1) Recherche de la vraye Anathomic des Dents.
Lyon, 1582, pag. 84.

visage, des rousseurs, des dartres ou d'autres
éruptions, il peut devenir pernicieux, et pour
la santé, et en particulier pour les dents,
comme je l'ai déjà exposé.

Puisque l'état ou les occupations habituel-
les de quelques hommes sont capables de porter préjudice à leurs dents, c'est un motif de
plus pour redoubler de soins. On lit dans les
Observations de P. Forest (1), que les apothi-
caires ont presque toutes leurs dents détruites
par la carie, parce qu'ils sont obligés de dé-
guster les sirops et autres compositions su-
crées. L'exemple de plusieurs personnes, et
entre autres du duc de Beaufort, qui conserva
jusqu'à soixante-dix ans ses dents fermes et
entières, quoiqu'il eût mangé chaque jour
plus d'une livre de sucre pendant quarante
ans (2), ne permet pas de croire que le sucre
soit nuisible aux dents; quelquefois il les
agace, mais surtout quand elles sont cariées;
il est plus convenable de penser que ce désordre tient aux dégustations de substances
propres à altérer l'émail, telles que les aci-

___

(1) *Observat. et curat. medicin.*, lib. XIV. observ. 3.
(2) Anecdotes de Médecine de Barbeu Dubourg,
pag. 76.

des; c'est à cette seule cause qu'une personne de ma connaissance, qui s'est beaucoup livrée aux expériences chimiques, attribue la perte des siennes, et qu'on doit aussi la rapporter chez ceux qui travaillent à la fabrication des acides minéraux. Les ouvriers qui exploitent les mines de mercure, même ceux qui les surveillent, ainsi que tout homme qui manipule cette substance, voient ordinairement leurs gencives s'engorger, et leurs dents devenir mobiles et douloureuses; mais qui ne s'étonnera pas de la couleur verte que prennent les dents des artisans qui sont occupés à travailler le cuivre? En répétant cette observation, j'ai remarqué que des particules très-fines de ce métal s'étaient unies au tartre qui s'amasse sur les dents, et qu'elles avaient passé à l'état de vert-de-gris. La grande propreté de la bouche et de tout le corps en général éviterait à ces personnes de grands maux: c'est ainsi que des hommes employés à mettre les glaces au tain, conservent leur santé et leurs dents; ils se lavent avec de l'eau, aussitôt après le travail, les bras, le visage, le nez et la bouche.

Il est si fréquent d'entendre dire que l'eau gâte les dents, qu'on serait tenté d'y croire :

par la même raison on serait étonné de ne
point trouver ici les moyens de les préserver
de ce prétendu fléau. Que Galien nous ap-
prenne qu'auprès de Suze, en Perse, il y avait
une fontaine dont l'eau faisait tomber les dents
à ceux qui en buvaient ; que les soldats de
l'armée de Germanicus, campée en Allemagne, près du Rhin, y aient trouvé une semblable fontaine, dont les effets leur ont également été funestes; que les eaux de Senlisse,
près Chevreuse, rendent les dents des habitans
tellement mobiles qu'ils les perdent sans fluxion
et sans douleur, on ne doit pas plus en conclure que les eaux de ces endroits soient dangereuses pour les dents , que de dire qu'à
Corbeil, près Paris, les habitans perdent les
leurs, parce qu'ils y boivent les eaux de la
Seine. Paris, pour ce dernier exemple, offri-
rait la preuve du contraire. Il n'y a point
d'endroit où ce fleuve paye un plus grand tri-
but aux buveurs d'eau, et on n'a pas remarqué
que ceux-là en eussent l'arcade dentaire plus
dégradée. En général, l'eau, quelque dure
qu'elle soit, et quoiqu'elle soit peu propre à
dissoudre le savon, ne peut produire de si
tristes effets, sans auparav███████sur la santé;
il faut cependant en ex██pt██ ██s eaux miné-

rales acidules, dont l'usage continu agace les dents, les rend jaunes et douloureuses.

Pourquoi plutôt ne pas rapporter la cause, toujours agissante, de la perte des dents à ces émanations humides et froides qui s'élèvent de la surface des eaux, et des lieux bas et marécageux ? La transpiration alors y étant le plus souvent supprimée, il doit en naître des maladies catarrhales et fluxionnaires, dont la bouche et les dents sont rarement exemptes, dans les endroits aquatiques : tout le corps y acquiert aussi un état de mollesse et d'atomie, que partage l'organe dentaire ; chez les uns, les dents sont presque toutes détruites par la carie ; chez les autres, quoique saines, elles semblent s'alonger, s'ébranlent et tombent. Ainsi l'on voit ceux qui habitent les pays situés au pied des plus hautes montagnes, être privés de leurs dents, avant même qu'ils aient parcouru la moitié de leur carrière : ainsi sont exposés aux mêmes effets ceux qui parcourent pendant long-temps les vastes plages de l'Océan, et ceux qui en habitent les côtes. Pour prévenir la perte des dents en ces circonstances ; on ne doit pas se borner à l'usage de quelques collutoires ou gargarismes ; fussent-ils les meilleurs et le mieux indiqués,

il convient d'en assurer l'emploi, en s'oppo-
sant aux effets d'une puissance externe qui
agit, avec une force continue, sur les solides
et les fluides du corps; ce à quoi contribuent
un régime approprié et quelques médicamens :
de là cette nécessité de beaucoup d'exercice, et
d'alimens de bonne qualité, pour conserver et
fortifier la santé; de là cette indication d'en
rétablir le mauvais état par les médicamens
toniques, au nombre desquels se trouvent les
amers, les ferrugineux et les antiscorbutiques.

Si, malgré toutes les précautions indiquées
pour conserver ce bel art dentaire, il survient
des maladies qui y portent le désordre, il ne
faut point renoncer à l'espoir d'y remédier;
soumises à l'œil vigilant de l'homme de l'art,
sa main peut le plus souvent en arrêter les
progrès, et ses conseils en éliminer la cause.
Mais ce qu'il importe, c'est que toujours dans
le principe de la maladie, il faut demander
du secours; trop tard la science médicale ne
peut plus rien, et les regrets restent à ceux
qui ne l'ont pas invoquée à temps, comme
il est facile d'en juger à la plus légère connaissance des maladies des dents, et aux opérations qu'on est obligé d'y pratiquer.

CHAPITRE VI.

De quelques maladies des dents et des parties qui en dépendent.

—

Toute mère sensible doit sans doute être bien satisfaite de ce que son enfant a passé l'époque de la première dentition sans accident, de ce que les dents secondaires en prenant la place des primitives se sont bien rangées, et de ce qu'avec quelques soins elles sont belles et bonnes au moment où les dents de sagesse commencent ordinairement à sortir. Mais il arrive fréquemment que ces jeunes dents qu'on voit si blanches et si jolies après leur apparition, sont frappées de maladies qui tendent à leur destruction : tantôt ce sont les dents de lait qui se carient, et celles qui leur succèdent qui se conservent, ainsi que les dents permanentes ; tantôt ce sont les secondes que la carie attaque, lorsque les premières n'en ont offert aucune trace; tantôt et les unes et les autres en éprouvent les effets destructeurs. Dans

tous ces cas la sollicitude d'une mère se réveille, ou plutôt elle devient plus vive qu'auparavant; et comment en serait-il autrement,
lorsque jugeant souvent par elle-même de la
privation de quelques dents, elle sent la nécessité de les voir toujours bonnes à celui qui a
été l'objet de ses plus tendres caresses. Aussi,
entraînée par ce même sentiment, elle voit
avec une nouvelle peine les maladies des parties voisines, telles que les gencives et les os
de la mâchoire, soit que la perte des dents lui
paraissent devoir en être la suite inévitable,
soit qu'au mauvais état des dents elle croie
devoir attribuer le désordre des parties environnantes. Suivant les diverses circonstances
qui se présentent, elle est toujours plus ou
moins inquiète, et, ou elle attend tout de la
nature, ou elle consulte celui dont elle a droit
d'attendre quelque consolation. Si le mal est
léger, son inquiétude est sans fondement :
mais combien n'arrive-t-il pas de cas où
l'inquiétude pourrait paraître fondée, le mal
ayant fait beaucoup de progrès? Pour ne pas
laisser planer sur la sensibilité d'une mère aucun soupçon de ce genre, et pour l'éclairer
sur sa conduite, il importe de s'arrêter ici à
quelques maladies tant des dents que des par-

ties avec lesquelles elles sont dans un rapport immédiat.

S'il est rare que toutes les dents de lait se renouvellent sans qu'aucune n'ait été frappée de carie, il ne l'est pas d'en voir la plupart se carier l'une après l'autre; dans quelques cas aussi elles se carient toutes à la fois. Presque toujours la carie commence sur les côtés, et alors elle est lente et presque sans douleur pour les incisives et les canines, mais aux petites molaires elle fait des progrès plus rapides, et les rend douloureuses; aussi dans ce cas, les enfans qui commencent à user d'alimens plus solides, ont-ils de la peine à les broyer, et même ils éprouvent de la douleur pendant ou après la mastication : de là des plaintes, des larmes et des cris; aussitôt, pour les faire cesser, un cure-dent enlève les parcelles d'alimens qui se sont logées dans le creux de la dent cariée, et de suite les ris et les jeux annoncent la guérison; guérison trompeuse, les souffrances reviendront!

L'art, consulté dans ce cas, ne peut rien sous le rapport des opérations conservatrices : ni le plomb, ni la lime ne peuvent être sûrement employés, et comme il arrive rarement que la carie chez les enfans soit accompagnée de ces douleurs inexprimables qu'éprouvent les adultes, on est un peu moins forcé d'en venir à l'extraction de ces dents. Aussi les dents de lait, plus ou moins cariées, restent parfois en place, jusqu'à ce qu'elles tombent à l'approche des secondes dents; on voit même quelquefois les petites molaires de remplacement, plus petites que celles qui les précédent, traverser la couronne de celles-ci dont la carie a détruit le centre, et parvenir à leur parfait accroissement : quoique entourées de fragmens cariés, elles sont aussi intactes et aussi blanches que si elles n'avaient été recouvertes que par la gencive, preuve incontestable que la carie des premières dents n'empêche pas les secondes d'être bonnes.

Quelquefois des enfans ont une dent cariée, ils en souffrent, ils pleurent, ils s'agitent sans cesse; elle est très - douloureuse au toucher, souvent même elle est un peu mobile : mais il ne faut pas s'y méprendre, la douleur n'est pas seulement à la dent, elle appartient plutôt aux parties molles qui l'entourent; elle dépend toujours de l'engorgement sanguin et de l'inflammation qui y sont survenus : tantôt cet état douloureux se dissipe facilement, soit de lui-même, soit par l'application

du pain d'épices, ou des figues grasses macé-
rées dans de l'eau de guimauve; tantôt il y
a des douleurs très-aiguës, fièvre, insomnie,
et il se forme un abcès. Si on ne fait promptement l'extraction de la dent malade, tous les
symptômes augmentent, jusqu'à ce que le pus
qui s'est formé sous la racine, ait détruit et
traversé la paroi de l'alvéole, et se soit fait une
issue à la gencive : alors le calme se rétablit, mais l'ouverture ne se fermant pas, il s'y
fait un petit écoulement purulent, lequel ne
cesse que lorsque la dent tombe d'elle-même
ou est extraite. Dans cet état, elle peut encore
rester en place et servir à la mastication, jusqu'à l'époque où elle se trouve de nouveau
ébranlée par celle qui doit lui succéder, ce qui
arrive toujours bien avant le temps fixé par la
nature.

Cet abcès peut aussi parfois être accompa-
gné d'une plus grande déperdition de l'alvéole
de la dent, que de ce qui suffit pour le passage du pus; il en résulte alors que la dent
cariée est moins propre à la mastication, ou
si elle y sert encore, elle éprouve facilement
un mouvement de bascule, qui porte la racine
du côté où l'os manque, et la fait sortir en
partie par l'endroit même où le pus s'est fait

jour : cette racine, inégale par son état de maladie, pique l'intérieur des lèvres et des joues, y détermine du gonflement et de la douleur, et finit par y produire un petit ulcère. Ne sachant ce que peut être ce corps étranger qui traverse les gencives, les parens en sont bientôt alarmés; mais à peine ont-ils vu l'homme de l'art, que leur inquiétude disparaît avec la cause qui y avait donné lieu, c'est à dire, par l'extraction de la dent.

Telle est à peu de chose près la marche ordinaire et des douleurs et des abcès qui accompagnent la carie des premières dents; cependant chez les enfans dont le sang se porte beaucoup à la tête, soit par leur constitution ou par un dérangement quelconque de la santé, il arrive que l'inflammation étant portée à un haut degré, ces abcès s'étendent au loin, y font des ravages, et entraînent parfois la mort d'une grande portion des os de la mâchoire; on observe même parfois aux gencives quelques points de gangrène. Mais arrêtons-nous ici : des parens attachés à leurs enfans, n'attendent pas à les voir dans cet état pour réclamer les secours de l'art. Cependant ils ne doivent pas ignorer que, pour n'avoir pas fait ce qui était convenable, des enfans se

sont vus privés de bonne heure d'une partie
non seulement de leurs premières dents, mais
aussi de leurs secondes, soit que l'extraction
qui en a été faite seulement avec le doigt, ait
suffi, soit que l'art en ait abandonné l'expul-
sion totale ou partielle aux seules forces de la
nature, ainsi que je l'ai observé dans ces diverses circonstances, où je me suis borné,
pour la propreté, à faire laver la bouche avec
des collutoires dans lesquels on mettait du
miel rosat et une liqueur spiritueuse quelconque, légèrement aromatisée.

Si la carie d'une ou de plusieurs dents de
lait peut donner lieu à tant de désordres, combien n'en doit-on pas craindre plus, quand
elles en sont toutes attaquées, et que l'émail
se sépare de la substance osseuse, comme la
coquille d'un œuf durci. Ces dents-là qui sont
d'un jaune brun, quoique sensibles, ne sont
cependant pas les plus douloureuses; l'enfant
a de la peine à s'en servir pour manger toute
espèce d'aliment; il refuse les acides, les con-
fitures, le sucre, et même jusqu'aux bon-
bons. Les opérations, dans ce cas, doivent être
plus ménagées que dans le cas précédent;
toutes ces dents malades sont chassées par les
dents secondaires, et plutôt qu'à l'âge ordi-

naire. Si cependant il survenait quelque tumeur inflammatoire, il faudrait se déterminer
à extraire la dent qui y répondrait, afin d'en
éviter les suites qui pourraient être d'autant
plus fâcheuses, que le désordre de la denture
est toujours, dans ce cas, l'effet oud'une irritation morbifique qui s'est fixée à la bouche, ou
d'un principe acrimonieux qui existe dans la
masse des humeurs.

Les dents secondaires et permanentes sont,
de même que celles de lait, sujettes à la carie
chez les jeunes sujets, et peut-être même plus
que chez les adultes. Comme elles devraient
rester toute la vie, si elles n'étaient frappées
de maladies, elles exigent des parens et du
dentiste une surveillance continuelle; souvent
il y en a qui commencent à se carier dès là
première année qu'elles sont sorties, et c'est
particulièrement chez les enfans dont la salive
est visqueuse et collante, dont les mains ou les
pieds sont atteints d'engelures, ou dont quelque
éruption cutanée a disparu. Assez ordinairement ce sont d'abord les premières grosses
molaires, ensuite les incisives, et plus tard
les petites molaires, ainsi que les secondes
grosses. Moins il y a de temps que ces dents
sont sorties, lorsque la carie survient, et plus

elle fait des progrès rapides ; circonstance
qu'il ne faut point négliger de prendre en considération, lorsqu'on cherche à conserver les
dents, nonobstant les effets destructeurs de
cette maladie. Ici, comme pour les enfans
dont les premières dents se carient trop facilement, et même plus encore, il est très-im-
portant de considérer quel est le physique de
l'individu, et de connaître les maladies auxquelles il est sujet, soit qu'elles lui viennent de
famille, soit qu'il les ait acquises. Ces maladies sont une cause bien fréquente de la carie
des dents ; sans chercher à les distinguer, on
leur oppose assez généralement un bon régime
et quelques médicamens, parmi lesquels on
compte presque toujours le sirop ou le vin
antiscorbutique, ainsi que les toniques pris
dans la classe des ferrugineux : dans beaucoup
de cas, les uns et les autres peuvent être très-
utiles, mais ce n'est toujours remplir qu'im-
parfaitement l'indication curative, que de ne
pas chercher à détourner le fléau destructeur de l'organe dentaire, et à en arrêter les
progrès par l'emploi des remèdes appropriés
à chacune des causes : dans ce cas, le dentiste
doit avoir le plus grand soin de s'étayer des
conseils d'un médecin éclairé.

Quoique la carie qui attaque les dents des jeunes personnes se montre sous différens aspects, ainsi que je l'ai exposé ailleurs (1), le changement de couleur de la partie affectée la décèle toujours. Là, et c'est le plus souvent, il y a une tache noire qu'il est facile d'apercevoir, surtout quand les dents ne sont pas trop serrées ; ici la tache paraît plutôt blanche, en ce que la partie de l'émail, qui environne le point carié, offre une teinte grise. Dans le premier cas, la carie survient le plus souvent aux côtés des dents et sur les tablettes des molaires, et elle n'est à son commencement que faiblement douloureuse à l'air froid et au contact du cure-dent, mais elle le devient bientôt : dans le second cas, c'est presque toujours la partie antérieure des incisives qui en est attaquée ; couverte d'un limon visqueux, elle est moins visible, et on ne s'en doute ordinairement que parce que les dents sont affectées douloureusement par l'air glacial, les alimens trop froids, les substances acides, et même par ce qui est sucré ; la brosse et le cure-dent y excitent une vive douleur ;

_____

(1) Bulletin de la faculté de médecine de Paris, année 1808, pag. 55 et 115.

aussi voit-on les jeunes personnes dont les dents sont ainsi malades, s'abstenir de les nettoyer, et par conséquent les avoir toujours sales et jaunes.

Loin de rester stationnaire, comme chez quelques adultes, ou de se guérir spontanément par un effet de la nature, aussi rare que surprenant, qui s'opère à l'adolescence (1), la carie ne cesse de faire le plus souvent des progrès chez les jeunes personnes, et finit par rendre douloureuses les dents qui en sont frappées, mais de deux manières différentes, ainsi qu'un des premiers médecins de l'antiquité, Galien, l'a observé très-judicieusement d'après sa propre expérience : tantôt la douleur se développe par le froid ou par la chaleur, ou par d'autres causes, disparaît momentanément, et se renouvelle par des accès plus ou moins rapprochés et intenses, ensuite elle cède à un calme dont la durée est toujours subordonnée aux causes qui ont produit la carie, et aux moyens employés pour les combattre; dans ce cas, on peut dire que la douleur appartient à la dent, et il est rare qu'on n'en

(1) Bulletins de la faculté de médecine de Paris, *idem.*

vienne à l'extraction de celle-ci : tantôt, au contraire, elle ne lui est point propre, elle vient de l'engorgement inflammatoire des parties molles qui l'enveloppent ; elle est presque toujours continue et avec des redoublemens ; quelquefois elle disparaît à l'aide des secours de l'art ; mais fréquemment elle acquiert un violent degré d'intensité, devient pulsative, et est accompagnée des différens symptômes de la formation d'un abcès. Cette espèce de douleur se fait sentir toujours, quoique avec divers degrés d'intensité, lorsqu'il y a un foyer de suppuration, et elle ne cesse en grande partie que quand le pus s'est pratiqué une issue, soit le long de la racine de la dent, soit sur les gencives, soit à la joue ou le long du bord de la mâchoire inférieure. Le pus continue de couler, et il ne cesse le plus souvent qu'après l'extraction de la dent malade. La dent peut cependant être conservée quand l'abcès a lieu à la gencive ; mais si l'ouverture s'en est faite à la face ou au menton, il faut en venir à l'opération, sans quoi l'abcès se récidive, ou il reste une fistule qu'on peut porter des années, et dont la présence a dans plus d'une occasion fait soupçonner une toute autre maladie que le mauvais état d'une dent.

Ici les médicamens, tant internes qu'externes,
fussent-ils même employés pendant plusieurs
années, ne sont d'aucune efficacité, tandis que
l'extraction seule de la dent, qui a donné lieu
à ces abcès et aux ulcères fistuleux qui en sont
la suite, remédie à tant de désordres, sans
qu'il soit besoin le plus souvent d'y faire con-
courir tout autre moyen médical. Les dents
cariées sont, dans ce cas, comme une épine ou
tout autre corps étranger qu'il suffit d'extraire
pour être guéri : aussi voit-on cesser, vingt-
quatre ou quarante-huit heures après l'opération, l'écoulement purulent qui avait duré des
mois, des années; et une cicatrice plus ou moins
difforme ferme l'ouverture de l'ulcère. Pour
quiconque n'a pas observé ce qui se passe
dans ces maladies consécutives, il y a de quoi
être étonné; mais quand on a vu avec attention ce que la nature fait pour la guérison de
ces maladies, quand on a démontré, comme
je l'ai fait (1), qu'elle prépare les voies de cette
guérison par un commencement de cicatrisa-
tion de l'os, il ne nous reste plus que de l'admiration pour tous ses bienfaits, lors même
qu'elle est encore contrariée.

(1) Propositions sur les Fistules dentaires. Paris 1814.

Quand il arrive que ces abcès sont compliqués de points gangréneux , ou de la mortification d'une grande étendue de l'os, ce qui est plus rare avec les dents de remplacement qu'avec celles de lait, on doit toujours craindre qu'il n'y ait une maladie préexistente de tout le système ; alors il faut s'attendre à ce que la guérison soit tardive, ou bien la nature devancerait l'effet du traitement que commande la cause morbifique, et dont l'application appartient à la médecine.

Ce n'est pas seulement à la suite de la carie qu'il survient aux gencives des jeunes gens des abcès et des ulcères fistuleux ; un coup, une chute sur la dent, soit qu'elle en ait été fracturée en partie, ou seulement forcée dans son alvéole, peuvent donner lieu à une irritation douloureuse et à l'inflammation de la membrane qui est entre l'alvéole et la dent. Si dans les premiers instants on ne cherche à diminuer l'irritation, en faisant laver la bouche avec des vulnéraires légèrement spiritueux ; et si ensuite on n'entreprend d'en arrêter les effets par les gargarismes relâchans et calmans , tels que le lait ou, de préférence, l'eau de guimauve, il se manifeste un petit gonflement inflammatoire, qui se termine par une

11

suppuration, le plus ordinairement simple,
ou quelquefois accompagnée de la sortie d'une
très-petite portion d'os. Quand il n'est question que d'une dent primitive, on ne balance
pas à l'ôter, ne fût-ce que pour éviter à l'enfant les douleurs inséparables de l'irritation
et de l'abcès. Pour une dent de remplacement, la conduite est différente, et elle se
règle, en général, sur l'état de la denture;
de sorte qu'on ôte la dent sur la racine de
laquelle il existe un abcès, ou un ulcère fistuleux, si on peut espérer que les dents voisines
se rapprocheront assez pour remédier au vide,
à la difformité qu'entraînerait la perte de cette
dent; autrement on la conserve, en faisant tout
ce que l'art prescrit pour les accidens consécu-
tifs, et alors, sans autre inconvénient qu'un
léger suintement par l'ulcère fistuleux, la
dent peut bien encore rester en place plusieurs années.

La sortie d'une dent secondaire ou perma-
nente est quelquefois accompagnée d'irritation et même d'abcès à la gencive, surtout
chez ceux dont la turgescence sanguine est
portée du côté de la tête à un haut degré.
Des bains, une nourriture végétale, des boissons délayantes et des gargarismes relâchans,

sont propres à diminuer et à faire disparaître ces accidens, qui se dissipent aussi assez sou-vent d'eux-mêmes ; quelquefois ils se renou-vellent fréquemment jusqu'à ce que la dent soit sortie et dégagée de la gencive.

On a déjà vu que, quand on contractait la mauvaise habitude de ne manger que d'un côté, soit qu'il y eût quelque dent cariée ou non, les gencives devenaient molles, rouges et fongueuses ; mais à cet état il se joint par-fois, chez les enfans de six ou sept ans, des ulcères qui saignent facilement, pour peu qu'on les touche, et la bouche répand une odeur infecte. Des mères s'en alarment très-promptement, de suite elles croient que leur enfant a le scorbut ; et elles ont aussitôt re-cours aux remèdes indiqués contre cette mala-die. Mais le mal persiste ; alors un médecin est consulté, et jugeant que cette affection dé-pend du mauvais état des dents, il indi-que le dentiste qui en fait l'extraction, et qui recommande de manger du côté ma-lade le plus souvent possible. La mastica-tion dans ce cas est un moyen curatif qui ne le cède pas aux frictions répétées qu'on fait, sur les gencives ulcérées, avec le doigt garni d'un linge sec ou trempé dans un mé-

11.

lange de miel rosat et de borax. Si cependant les dents étaient légèrement mobiles, sans être cariées, on se donnerait bien de garde d'en exiger l'extraction, puisqu'elles reprendraient leur solidité par la mastication et l'usage des frictions.

Un ulcère gris, sanguinolent et fétide qui se manifeste au bord des gencives, détruit en partie la sertissure des dents; et les incisives, dans ce cas, ont un peu de mobilité. Cette affection se lie presque toujours avec une mauvaise disposition du corps; on la voit souvent avec une maladie catarrhale, connue sous le nom de fièvre muqueuse. En vain pour le traitement local on emploierait le miel rosat, le borax, le quinquina, le charbon, le camphre et les spiritueux; on est obligé de recourir à des moyens généraux, dont la médecine seule peut faire une heureuse application; autrement la maladie traînerait en longueur, et deviendrait bien plus préjudiciable à la denture.

Une autre maladie qui, seulement sous le rapport des dents, doit exciter la sollicitude des parens, est la gangrène scorbutique ou pourriture des gencives; quoiqu'elle se manifeste quelquefois chez les adultes, les enfans

en sont plus souvent attaqués. Elle est perni-
cieuse par sa nature, redoutable dans ses effets, et le moins qu'il puisse en arriver, est la
perte des dents; les remèdes les plus actifs
ont souvent été impuissans contre elle; et ni
l'instrument tranchant ni le feu n'ont pu arracher des malheureux enfans des bras de la
mort. Le tableau hideux qu'un célèbre médecin hollandais, Van Swieten, a donné de
cette maladie, et que l'Académie royale de
chirurgie n'a pas dédaigné de retracer dans
ses mémoires, nous sert ici de guide pour en
esquisser les traits les plus saillans. Il n'y a
d'abord qu'un léger engorgement des gencives, avec rougeur, chaleur et douleur; il est
fixé dans un point qui se convertit très-promptement en une tache lenticulaire, de couleur
cendrée, molle, indolente et entourée d'un
cercle rougeâtre; on prendrait cette tache
pour une escarre gangréneuse qui va se dé-
tacher; mais la rapidité avec laquelle elle s'é-
tend, dessille bientôt les yeux, et fait voir cette
affection comme un violent incendie qui em-
brase toutes les parties environnantes, au point
que non-seulement les chairs, mais aussi les
os et les dents en deviennent la proie, sans
qu'on puisse en arrêter les progrès. « J'ai vu,

dit Van Swieten, de ces cas dont je ne peux me
ressouvenir sans horreur, à des enfans pauvres, parce qu'on avait négligé le mal dans son
commencement, et qu'on l'avait traité par de
mauvaises méthodes. La gangrène des gencives ayant fait des progrès, avait non-seulement détruit les dents qui étaient déjà venues,
mais elle avait encore corrompu dans les alvéoles les rudimens de celles qui devaient pousser, de façon que ces petits malheureux étaient
destinés dès le commencement de leur vie à
supporter les incommodités de la vieillesse,
leur bouche ayant été démeublée ; mais ceci
est encore bien peu de chose. Après la corrup-
tion des gencives, j'ai vu tomber presque toute
la partie osseuse de la mâchoire inférieure, la
langue corrodée, les lèvres, les joues, le menton entièrement rongés, jusqu'à ce qu'enfin
la mort vint mettre fin à tant de maux.. ». A
cette esquisse, mères sensibles, vous allez toutes craindre pour vos enfans ; mais quelque
frayeur qu'elle inspire, rassurez-vous. Cette
effroyable maladie n'attaque heureusement le
plus souvent que les enfans réunis en masse
dans un lieu chaud, humide et rempli de
miasmes putrides ; ceux qui ont hérité de leurs
parens d'une disposition scorbutique ou scro-

phuleuse, et ceux dont l'allaitement est mauvais, et remplacé par une nourriture peu choi-
sie : mais ressouvenez-vous de ne pas être sans
inquiétude, si vos enfans ont un visage bouffi,
un embonpoint mollasse, des gencives trop tendres, saignantes, et l'haleine échauffée ou fétide ; ne négligez pas de corriger une disposition à cette affreuse maladie, ou même d'en
arrêter les premiers symptômes. Une nourriture succulente et animale, telle que des soupes grasses, du bœuf et du mouton rôtis ou
cuits dans leur jus ; du pain trempé dans ce
même jus, et de bon vin seront les meilleurs
moyens pour prévenir cette maladie ; mais une
fois déclarée, il n'y a que les conseils d'un médecin expérimenté qui puissent être utiles, s'il
est appelé à temps ; et encore ne l'arrêtez pas
par votre excessive tendresse dans l'application des grands moyens de l'art, fût-ce même
la cautérisation, c'est-à-dire, l'application
d'un fer rougi au feu, comme des médecins
célèbres du dix-septième siècle l'ont re-
commandée, en donnant la figure de l'instrument (1).

_____

(1) *M. A. Severini, de efficaci Mediciná.* Franco-
furti, in-fol., 1646, pag. 276.

On ne doit pas moins craindre, pour la denture, ces ulcères livides et gangréneux qui
surviennent aux gencives et aux autres parties
de la bouche des enfans, soit après la petite
vérole, soit après des fièvres de mauvais caractère; ils exigent une égale promptitude pour
l'emploi des moyens curatifs, tant internes
qu'externes, et parmi ces derniers la cautérisation doit tenir le premier rang, comme dans
la gangrène scorbutique.

Enfin les gencives, sans être ulcérées, sont
parfois si enflées, qu'elles forment un bourre-
let fongueux qui couvre la moitié ou la totalité de la couronne des dents; il est ordinairement très-rouge, mais sans chaleur ni douleur; il est même quelquefois flottant, et gêne
la mastication. Attentif à cet état des gencives,
un dentiste éclairé en recherche la cause, et
cherche à la combattre; mais souvent il est
obligé d'exciser la partie qui est dure, flot-
tante et insensible : en vain voudrait-on qu'il
se bornât à inciser légèrement, pour faire sai-
gner et dégorger la partie, il opérerait sans
aucun succès; il n'en aurait pas plus d'aucune
espèce d'opération, si la tuméfaction des gencives se liait avec une affection, soit scorbutique, soit cancéreuse, portée à son plus haut

degré; heureusement cette dernière ne se rencontre pas dans la jeunesse.

Les os de la mâchoire inférieure, spécialement, sont aussi frappés de maladies qui tantôt se lient avec la carie des dents, et tantôt reconnaissent une autre cause : là on voit une tumeur dure, circonscrite et presque indolente, qui acquiert peu à peu un grand volume, c'est une exostose ; pour y remédier, s'il y a des dents cariées, leur extraction suffit dans le principe, autrement il faut en venir à de grandes opérations : ici, c'est une tuméfaction très-étendue de l'os et des gencives, avec plusieurs points de suppuration ; quand la maladie est avancée, les arcades dentaire et alvéolaire, en partie ou en totalité, cèdent en masse à la pression du doigt, c'est une nécrose ; la partie osseuse qui remue, est morte, les chairs subjacentes la chassent, et un nouvel os se forme pour en remplir la place et les fonctions, mais il n'y a point de dents. Comme, dans cette dernière maladie, il faut aider la nature, les grands principes de la chirurgie deviennent ici nécessaires.

Il n'y a pas enfin jusqu'à la sensibilité de l'organe dentaire, qui puisse être affectée douloureusement dans les premières années de la

vie, dans la jeunesse; non-seulement le développement des dents et leur sortie peuvent
en être la cause; mais encore l'apparition des
dents surnuméraires peut y contribuer. Le
célèbre chirurgien, J. L. Petit, a observé une
pesanteur et un engourdissement dans la mâchoire inférieure, causés par la présence de
dents surnuméraires. Souvent j'ai vu des jeunes personnes se plaindre d'une excessive sensibilité des dents, et d'une envie continuelle
de mordre, dont elles ne se soulageaient
qu'en tenant les mâchoires serrées l'une contre l'autre; le développement et la sortie des
grosses molaires en étaient la cause. De ce
même travail dépendent aussi les douleurs,
qui tantôt se fixent à l'angle de la mâchoire,
et qui tantôt s'étendent le long du cou; ces
douleurs qui viennent inopinément, dispa-
raissent parfois avec la même rapidité. Pour
arrêter ou prévenir les effets de cette sensibilité, les boissons délayantes, les bains tièdes, une nourriture légère, beaucoup d'exercice, paraissent le plus convenables; la suppression de quelque exsudation, derrière les
oreilles ou à la tête, nécessite aussi l'application d'un vésicatoire volant.

CHAPITRE VII.

Des opérations relatives aux Dents.

Quoiqu'il ait déjà été question de diverses opérations qu'exigent les dents des enfans, il n'est pas moins nécessaire d'en retracer le tableau, ne fût-ce même que pour instruire les parens de ce qu'ils doivent faire pour les éviter, et des ressources de l'art, sur lesquelles ils doivent compter : toutefois leur sensibilité ne sera point ici blessée par le mode d'opérer ; la connaissance en appartient à l'art seul, qui doit l'employer toujours avec ménagement, mais en même temps avec cette exactitude qui en assure le succès.

Ces opérations peuvent être considérées sous différens points de vue ; les unes se font pour faciliter la sortie et l'arrangement des dents ; les autres consistent à débarrasser ces organes de ce qui s'oppose à leur beauté comme à leur bonté ; les dernières enfin sont pour remédier aux diverses lésions qui les affectent et en hâtent la perte. Il n'est point rare de voir des individus chez qui et les unes et les autres n'aient été pratiquées, mais il l'est beaucoup d'en trouver qui n'en aient subi aucune; heureux celui-là qui, par une opération faite à temps, a été préservé de celles que nécessitent parfois les désordres de la denture!

Il y a une opération qui est rarement employée, parce que la nature se suffit presque toujours à elle-même, et que l'on n'est obligé d'y avoir recours, que lorsque celle-ci est contrariée dans sa marche; c'est la section des gencives, pour faciliter la sortie de quelque dent. Tantôt elle est simple, mais presque aussitôt les parties divisées tendent à se réunir, et alors on manque le but qu'on se propose; tantôt elle est en forme de croix, la réunion des bords de la plaie est moins à craindre, mais les angles se tuméfient, se renversent et deviennent douloureux; c'est un nouveau mal qui se joint au premier : la plus sûre est l'excision ; elle consiste à enlever la portion de la gencive qui recouvre la dent, et même si le cas l'exige, ce qui est infiniment rare, à emporter quelques portions du bord alvéolaire, qui font obstacle, ainsi que Jourdain, dentiste célèbre de nos jours, l'a pratiquée avec succès ; succès qui, joint à ceux des premiers maîtres de l'art, quelle qu'ait été leur manière d'opérer, repousse victorieusement les clameurs du vulgaire, et atteste en même temps l'innocuité de cette opération.

On est quelquefois obligé d'exciser une portion de la gencive qui recouvre quelqu'une des grosses molaires, que l'on mord pendant la mastication, et qui se gonfle et devient douloureuse ; mais il faut faire attention à ne pas confondre cet état avec le gonflement de la membrane muqueuse de la bouche, qui n'est qu'accidentel, et qu'on fait disparaître par tout autre moyen que l'opération.

Le plus ordinairement les premières dents, immédiatement à leur sortie, se placent bien, et quand il en est autrement, on n'est point obligé pour leur arrangement d'avoir recours à quelque opération : chercher à corriger une défectuosité qui n'est que passagère, comme ces sortes de dents, ce serait exposer l'enfant à une plus grande, lors de la seconde dentition. Mais il n'en est pas de même pour les dents secondaires ; souvent elles poussent derrière ou devant les premières, et alors on est obligé d'extraire celles-ci ; et lorsque même la place

qu'elles doivent occuper n'est pas suffisante,
on est forcé d'en ôter une ou plusieurs voisines,
avant le temps où elles doivent tomber. C'est
une règle générale qui ne souffre que peu d'ex-
ceptions, encore appartient-il au dentiste de
les juger.

Quelquefois aussi les dents secondaires tendent à se placer d'une manière défectueuse,
par le peu d'espace que présente l'arcade alvéolaire, ou en raison de sa conformation;
l'extraction des dents de lait, quoique faite à
temps, n'a pas suffi, et il faut se décider au sacrifice d'une dent nouvelle. Ainsi quand une
canine, comme il arrive souvent, ne trouve
pas de place, et qu'elle fait sous la gencive une
saillie qui annonce sa direction, l'extraction
de la première petite molaire devient nécessaire, conformément au précepte de conserver
celles qui sont le plus en évidence; si cependant la canine se portait trop en avant sur la
racine d'une incisive latérale, ce serait celle-ci
qu'il faudrait extraire, et d'autant plus que
souvent elle est mal rangée ou d'une conformation vicieuse.

De même lorsque toutes les dents secondaires
sont sorties, s'il s'en trouve une hors de rang, et
qu'on veuille faciliter son arrangement, c'est

la dent voisine qu'il convient d'ôter , en prenant en considération la manière dont s'en-
grènent les dents supérieures avec les inférieures ; car entre ces parties il pourrait y
avoir une disposition relative qui s'opposerait
au succès de l'opération. Aussi quand cette disposition existe, on se détermine plutôt à l'extraction de la dent qui est hors du rang , à
moins qu'il n'y eût une plus grande difformité
après l'opération, ce qui est le plus rare, et
encore la voit-on diminuer avec le temps par
le rapprochement des dents voisines. Par là
même raison on ôte les dents surnuméraires
qui sont hors de rang.

On ne doit point négliger de faire à temps
l'extraction des dents fracturées au niveau de
la gencive, non plus que celle des premières
grosses molaires qui sont cariées, parce que
les dents voisines, en se rapprochant, rendent
moindre l'espace que ces dents occupaient;
si, dans ce cas, la deuxième grosse molaire n'est
pas encore sortie, elle se dirige en devant, et
prend en grande partie la place de la première.
Il en est de même pour la deuxième grosse
molaire, que la dernière remplace de manière
à s'y méprendre.

Souvent on lime les dents dès l'âge le plus

tendre, soit qu'on veuille, par cette opération,
faciliter leur arrangement, soit pour arrêter
dans son principe les effets destructeurs de la
carie, soit enfin, dans un âge un peu plus
avancé, sous le rapport de la beauté.

Premièrement, lorsqu'on n'a pas fait attention à la sortie de quelque incisive supérieure,
que cette dent s'est dirigée du côté de la voûte
palatine, de manière que son bord tranchant
se trouve situé derrière celui de l'incisive inférieure qui lui correspond, tandis que la position contraire devrait avoir lieu, on lime le
bord de l'une et de l'autre autant qu'il est nécessaire pour lever l'obstacle, s'il n'est pas trop
grand; et bientôt, que la nature opère toute
seule, ou qu'elle soit aidée du doigt de la mère
ou de l'enfant, la dent supérieure prend sa
position véritable. Si l'obstacle était trop
grand, on aurait recours au bâillon dentaire.

Secondement, quand une des incisives, surtout à la mâchoire supérieure, n'a pu se ranger convenablement entre les autres par défaut de place, on la lime un peu sur les côtés
ainsi que celles qui l'avoisinent, et peu à peu
l'ordre se rétablit.

Troisièmement, vers l'âge de quinze ans on
a recours à la lime pour diminuer la longueur

de quelque dent, ou pour détruire les inégali-
tés qui déparent les incisives, et que l'usure
n'a pas encore fait disparaître, ou enfin à les
égaliser, sans toutefois laisser apercevoir que
l'art s'est éloigné de la nature.

Quatrièmement, après la fracture de quelque dent que l'on peut encore conserver,
on est obligé de limer pour détruire les as-
pérités de la surface fracturée, ou rendre
moins aigu un angle qui souvent reste dans
ce cas; en même temps on lime un peu de
la longueur des dents voisines, pour diminuer la difformité que laisse une fracture
partielle.

Cinquièmement, enfin, la lime est un instrument précieux pour remédier à la carie.
Il serait inutile, comme je l'ai déjà dit, d'y
avoir recours pour les dents de lait; mais
on ne doit pas la négliger pour les dents secondaires : conservées par elle, ces dents ont
souvent, dans un âge très-avancé, déposé en
faveur des avantages qu'on en retire, quand
elle est employée à temps et avec les précautions nécessaires. En général c'est toujours
lorsque la carie se manifeste sur le côté des
dents, qu'il faut en enlever les traces avec la
lime ; celui-là qui attendrait qu'une sensation

désagréable, produite par le froid de l'air ou
des boissons, l'avertit de sa présence ou de ses
progrès, s'exposerait à n'obtenir aucun avantage de cette opération , ou au moins à ne conserver ses dents qu'avec une excessive sensibilité qui lui ferait regretter d'avoir fait limer ses
dents; cette sensibilité cependant diminue progressivement, surtout quand on ne là réveille
pas par des alimens ou trop chauds ou trop
froids. Ce sont particulièrement les incisives
et les canines qu'on lime avec plus de certi-
tude de succès; on y découvre plus facilement
les premiers indices de la carie. Il n'en est
pas de même des molaires , dont les côtés présentent. des surfaces larges qui se touchent
presque toujours ; elles y sont souvent cariées
profondément , sans qu'on se doute de l'étendue de la maladie ; toutefois on peut encore
les limer , quand il n'y a pas de sensibilité, si,
pour les raisons exposées précédemment , il
n'est préférable d'en faire l'extraction; la voie
que fait la lime , permet quelquefois de tenter
encore leur conservation en les plombant.

Dans tous les cas où on a recours à cette
opération , il ne faut pas croire qu'on doive
se borner à séparer les dents ; mais il convient de conserver le plus de la partie anté-

rieure à celles que l'on voit, afin qu'après l'opération il n'y ait pas de difformité, ou bien, en raison des progrès de la carie, il faudrait sacrifier, en limant à droite et à gauche, la moitié d'une dent pour conserver l'autre. Aucune considération ne doit l'emporter ici sur la nécessité; souvent j'ai vu des jeunes dames regretter la perte de quelque dent très-visible, et en accuser la tendresse mal raisonnée de leurs parens, ou l'amour-propre qu'ils avaient mis à ne pas leur faire limer les dents cariées, avant le mariage.

On ne peut trop le répéter : pour guérir une dent cariée en la limant, il faut en enlever le principe destructeur; mais il ne faut pas attendre que la douleur donne l'éveil sur la présence de la carie; car il y aurait alors une double intention à remplir; avant de limer on serait forcé de calmer la douleur, autrement on en augmenterait l'intensité; de même si en limant une dent qui n'est que sensible, on y excite de la douleur, on suspend l'opération, et on y revient avec plus d'assurance un ou deux mois après. A cette époque la lime devient plus supportable, comme s'il y avait déjà un commencement de guérison de la carie, état en raison duquel on ne doit

pas cependant rester dans une sécurité parfaite ; l'exemple de quelques dents qui se sont
conservées ainsi, sans que la carie ait fait des
progrès, ne doit point arrêter nos opérations
conservatrices. Cependant il importe d'observer que, quelque grands que soient les
succès qu'on obtient de la lime contre la carie, et quelque précautions qu'on ait prises
en l'employant, on a vu des dents ne cesser
de se carier, mais le plus souvent à tout
autre endroit que là où on avait limé. Ce
fâcheux événement tient essentiellement à
une maladie de tout le système, pour laquelle
il convient d'invoquer les ressources salutaires de la médecine.

Dans quelques cas on se contente de racler
ou ruginer, avec un petit instrument d'acier,
la partie cariée d'une dent, afin de la conserver comme si on l'avait limée ; cette opération
se fait aussi pour seconder les effets de la lime, ou lorsqu'on ne peut trop limer : dans
ce cas il reste toujours une légère excavation
pour laquelle on n'a rien à craindre, les débris des alimens n'y pouvant séjourner, ou
bien en étant chassés facilement par les boissons et les lavages de la bouche. On rugine de
même le fond des excavations profondes for-

mées par la carie, afin de n'y laisser aucune trace de cette maladie, et de pouvoir y mettre du plomb avec assurance de succès.

On plombe une dent cariée en remplissant le creux que la carie a produit à sa surface, avec du plomb, de l'or ou de l'étain. Cette opération est encore assez fréquente chez les jeunes gens dont on veut conserver une ou plusieurs dents ; pour qu'elle soit faite avec un succès tel qu'on puisse conserver ces dents plombées pendant quinze ou vingt ans, il ne faut pas ignorer les conditions, sans lesquelles l'espoir de quiconque y a recours ne se réaliserait pas. Dans tous les cas, il est nécessaire que le creux formé par la carie soit tellement disposé, que le métal dont on le remplit puisse y être assujetti d'une manière solide ; l'ouverture de cette cavité doit toujours être plus étroite, afin que le plomb, étant bien foulé, y tienne comme un diamant dans le chaton d'une bague. On ne réussit pas de même dans une cavité en forme d'entonnoir, la partie évasée n'étant pas propre à retenir le plomb, à moins que l'on ne profite avec beaucoup d'art de quelque retranchement qui se trouve dans cette cavité. Sans cette condition principale, le plomb s'ébranle, sa juxta-position parfaite

sur la partie malade cesse d'exister, l'humidité de la bouche y pénètre, et avant qu'il ne
tombe, la dent prend de l'odeur, continue à
se corrompre et devient douloureuse.

La nécessité de fouler le plomb dans le
creux d'une dent cariée, pour ne pas y laisser
de vide, exige que celle-ci ne soit pas douloureuse, ni même qu'elle soit affectée douloureusement par la plus légère pression; autrement on serait exposé, autant de fois qu'on
presserait cette substance métallique, à causer une douleur qui quelquefois cesse en même
temps que la pression, mais qui le plus souvent va en augmentant, devient fort aiguë, et
oblige sur-le-champ d'ôter le plomb, sans quoi
on serait forcé d'en venir à une extraction
qu'on cherche à éviter. Il importe cependant
d'observer qu'il y a des dents sensibles, sans
être douloureuses, qu'on peut encore plomber; mais alors il ne faut faire cette opération que pour accoutumer la partie à un corps
étranger, et ne presser le plomb, qu'autant
qu'il est nécessaire pour empêcher l'introduction de l'air et de l'humidité; ensuite deux ou
trois mois après on le presse de nouveau, ou
même on le change, si la pression indique qu'il
n'y a plus de sensibilité.

Le suintement qui se fait quelquefois par le canal dentaire que la carie a ouvert, est ordinairement un obstacle à cette opération bienfaisante, si le désir de conserver une dent qui se vôit, ne donne le courage de supporter une douleur inflammatoire qui commence deux ou trois jours après l'opération, et se termine par un abcès et un petit ulcère fistuleux à la gencive : avec ce léger inconvénient, une incisive ou une canine reste quelquefois en place plus de dix ans.

L'idée d'un instrument rougi au feu, pour conserver une dent malade, ne peut s'accorder avec la sensibilité des jeunes personnes, qu'autant qu'elles y trouvent un puissant moyen contre ce qui tend à diminuer de leurs grâces; à ce prix seul, elles consentent qu'on applique un fer brûlant sur l'endroit de la dent qui a été limé pour cause de carie : cette opération, à laquelle on donne le nom de cautérisation, dessèche, durcit et rend moins sensible la dent limée; sans elle cependant le même phénomène n'a pas moins lieu, tant la nature est puissante à arrêter les effets de la carie, pour peu surtout que l'art la seconde. Quelques dentistes cautérisent aussi le creux d'une dent qu'ils veulent plomber. Si la cavité

dentaire n'est pas ouverte avec les précautions indiquées pour plomber, on peut souvent se passer de cette opération. Si, au contraire, il y a une ouverture, on en profite pour
détruire la sensibilité qui existe encore, en
y portant une aiguille rougie au feu : c'est la
pratique ordinaire ; mais en réfléchissant que
souvent cet instrument a le temps de se re-
froidir, en grande partie, avant d'être appli-
qué, on ne trouvera plus dans cette opération,
que l'effet d'un instrument très-aigu, qui pique
et désorganise la partie molle et sensible de la
cavité dentaire, effet qu'on se propose par la
cautérisation : toutefois lorsque l'on cautérise
ou qu'on pique cette partie, il faut s'attendre
à un petit engorgement inflammatoire, qui se
termine par un abcès.

Les dents secondaires, quoique rarement,
peuvent être liées de diverses manières, et
pour plusieurs motifs. Là, on met un fil ciré,
de chanvre ou de soie, autour d'une dent qui
est hors de rang, pour produire de l'irritation et une légère tuméfaction à la gencive
et à la membrane qui est entre la racine et
l'alvéole ; il en résulte que la dent devient un
peu mobile, et qu'elle cède plus facilement à
la pression journalière du doigt, laquelle ne

suffit pas toujours pour lui faire occuper sa
véritable place : on a aussi recours à un semblable fil, pour l'extraction d'une dent déviée
qu'on présume tenir beaucoup; dans ce cas, il
faut le placer la veille de l'opération. Ici, on
tourne un fil, en l'entre-croisant, autour de deux
dents, pour en faciliter le rapprochement, et
faire disparaître le vide qui existe entre elles.
Quelques dentistes emploient une ou deux
anses de fil pour fixer une dent qui a été remise dans son alvéole après en avoir été chas-
sée, en partie ou en totalité, par un coup ou
par une chute; mais ce moyen, qui cause toujours un peu d'irritation, est moins sûr que
les plaques de métal. Enfin, dans une fracture complète de la mâchoire inférieure, on
entre-croise un fil de soie ou de métal sur les
dents qui avoisinent la fracture, pour contribuer à sa guérison, et faire ensorte que les
dents se trouvent rangées convenablement, si
la réunion est bien faite.

Des plaques ou lames d'or ou de platine sont
employées avec succès dans la jeunesse comme
dans un âge plus avancé; tantôt elles servent
de point d'appui à un fil qui passe dans des
trous qui y sont pratiqués, et qu'on tourne
autour d'une dent qu'il faut ramener à sa di-

rection naturelle; tantôt on les met sur les molaires, et on les y fixe avec un fil, pour tenir l'arcade dentaire supérieure écartée de l'inférieure, et faciliter ainsi le remplacement d'une dent déviée; c'est une sorte de bâillon qui ne gêne nullement, comme je l'ai déjà exposé; ailleurs, ces plaques font l'office d'un levier, étant disposées en forme de goutière, qui est fixée sur les incisives inférieures, et dont une face agit contre la partie postérieure des incisives supérieures, afin de les forcer à se diriger en devant, comme elles le sont toutes ordinairement. Enfin, on s'en sert pour maintenir en place et dans un repos parfait une dent remise dans son alvéole, ou même une dent fracturée à son collet, en ayant soin d'en fixer les deux extrémités, par des fils, sur les dents voisines de celle qu'on veut conserver, et non sur celle-ci.

Quelquefois les dents secondaires sortent couvertes de tartre, ou plus tard elles s'en trouvent chargées, et les soins journaliers ne suffisent pas pour l'enlever; il n'y a que le dentiste qui puisse en venir à bout, à l'aide de quelques instrumens. La forme de ceux-ci, la manière de les conduire, l'art de soutenir les dents, l'attention de ne pas fatiguer les gen-

cives, tout en décélant sa grande habitude et
son adresse dans cette opération, ne peuvent
que donner du courage à la jeunesse inexpérimentée, et déterminer toute sa confiance.
En vain lui aurait - on vanté quelque acide
très-violent pour faire tomber le tartre par
morceaux, elle doit craindre qu'il n'agisse de
même sur ses dents, et ne la réduise à l'état
de cette femme dont parle Borel, qui, après
s'être lavé la bouche avec de l'eau-forte pour
se guérir d'une douleur de dents, vit peu de
temps après tomber toutes ses dents. Il vau-
drait bien mieux encore qu'on les nettoyât
avec une pierre taillée convenablement, comme
on le fait dans quelques parties de l'Amérique; instrument dont l'invention remonte à
ces temps de la plus haute antiquité, où le
fer et même le cuivre, encore inconnus, ne
faisaient nullement partie de la matière instru-
mentale des arts.

Mettre des dents artificielles est une opération de laquelle les enfans ne se doutent
pas, et à laquelle les jeunes gens sont d'autant moins exposés, que la perte des dents
qu'on remplace, est chez eux plutôt l'effet de
quelque accident, que la suite de ces maladies
dont l'âge voit souvent croître le nombre;

mais on ne doit y avoir recours que lorsque
l'accroissement du corps est achevé, à l'époque
de l'adolescence, où la privation d'une dent
commence à se faire sentir. Une dent à pivot,
lorsque la racine de la dent dont la couronne
n'existe plus est en état de la supporter, mérite la préférence ; elle est toujours plus solide
quand elle est posée avec les conditions re-
quises, et elle ne laisse nullement en évidence
le moyen dont l'art s'est servi pour la fixer.
Imitations parfaites de la nature, ces sortes de
dents artificielles sont autant de témoins dis-
crets dont on ne se doute pas, et qui seraient
prêts à déposer en faveur de l'art, s'il en était
besoin. Il n'en est pas tout-à-fait de même des
autres dents qu'on met et qu'on fixe en place,
soit avec des crochets, soit par des ligatu-
res de métal ou d'une autre espèce ; quoique
posées avec beaucoup d'adresse, parfois leur
mobilité ou les moyens de l'art les décèlent,
et le charme de l'illusion disparaît. Mais ce
serait encore peu, si on ne cherchait à ob-
vier à ces inconvéniens d'une manière préjudiciable aux dents naturelles qui servent de
point d'appui, surtout à un âge où les dents
sont encore à peine implantées solidement
dans leurs alvéoles : l'art voudrait souvent ne

pas y prêter la main; mais l'amour-propre ne
trouvant pas son compte dans les opérations
le mieux concertées de celui-ci, exige que la
nature soit parfaitement imitée, quels qu'en
soient les événemens; et il ne veut pas, quand
les dents qu'on ne peut mettre à pivot, sont
fixées avec des crochets ou des fils, qu'on
s'en aperçoive aucunement. Si, avec un peu
moins de prétention, les jeunes personnes se
rendaient au langage de l'expérience, elles
se contenteraient de dents artificielles, fixées
de la manière la plus convenable, pour jouir
le plus long-temps possible, et de ces dents,
et de celles qui servent à les maintenir en place.
Cédant aussi au même langage, elles ne s'exposeraient pas à faire attacher des dents artificielles à d'autres dents malades, et elles se
donneraient bien de garde de s'en servir pour
manger, quelque solidité qu'eût pu leur donner la main la plus habile.

Une autre manière de remplacer une dent,
est la transplantation; elle consiste à prendre
une dent de la bouche d'un individu qui, souvent à prix d'argent, en fait le sacrifice; et à
la replacer aussitôt dans l'alvéole d'une pareille dent qu'on vient d'extraire à une autre
personne : c'est une sorte de greffe qui peut

flatter facilement l'imagination de la jeunesse, par la comparaison qu'elle en fait avec les greffes végétales. Rarement faite en France, et plus souvent en Angleterre, cette opération a ses partisans qui s'autorisent de l'expérience, tout comme elle a ses détracteurs qui en ont observé les inconvéniens, inconvéniens peut-être qui tiennent à la difficulté de remplir les conditions suivantes, dont on ne peut se dispenser pour l'entreprendre avec succès.

1º. L'alvéole de celle qu'on veut remplacer, ne doit point être altérée par une maladie, telle que fracture, abcès ou fistule.

2º. La racine de la dent qu'on substitue à une autre, doit être d'une conformation semblable.

3º. L'alvéole doit être un peu plus large et un peu moins profonde que ne le demande le volume de la racine de la dent qu'on entreprend de placer.

4º. La personne qui désire avoir une dent transplantée, ne doit pas être trop jeune, ni sujette aux maladies, ni avoir d'autres mauvaises dents.

5º. Celui qui vend sa dent doit être parfaitement sain, c'est-à-dire, n'avoir aucune maladie dont on puisse craindre l'inoculation.

6°. Enfin il faut être exact à faire ce qui convient pour éviter l'irritation et les abcès qui succèdent parfois à la transplantation.

A l'énoncé de ces conditions, il en est peu sans doute qui voudront courir les chances de cette opération ; mais celles-ci ne fussent-elles pas à redouter, et quelque grand que soit le désir d'une jeune personne, l'art peut-il, sans compromettre sa dignité, y prêter la main ? pour satisfaire la beauté, doit-il se permettre une mutilation que tout sentiment d'humanité réprouve ? Il n'existe que pour conserver : c'est une vérité qui remonte à la plus haute antiquité, et sur laquelle Apulée s'est expliqué d'une manière si précise, en faisant remarquer que la médecine n'a point été inventée au détriment des hommes, mais bien pour leur conservation (1). Le dentiste qui cultive une branche si précieuse de cette science, ne doit donc point manquer d'avoir cette vérité pour guide, comme Hippocrate lui en a tracé l'exemple, et dans son serment et dans sa pratique.

---

(1) *Nec exitio , sed saluti hominum Medicinam quæ-sitam esse.* Lib. X, Metam. 143.

~~~~~~

CHAPITRE VIII.

De quelques préjugés sur les soins qu'il convient de donner aux Dents.

—

Parmi les causes qui s'opposent à l'arrangement et à la conservation des dents, il ne faut pas oublier de compter une foule de préjugés contre lesquels la jeunesse doit d'autant plus être en garde, qu'ils font sur son esprit une impression que le temps détruit difficilement. Déjà elle en a reconnu quelques-uns dans ce qui a été dit précédemment, et son opinion est fixée à leur sujet d'une manière plus juste et plus solide. Il nous suffira donc ici de lui en signaler encore d'autres, pour qu'elle les rejette loin d'elle. Assurément elle ne croira pas, comme bien du monde, que les dents de lait n'ont point de racine; car, sans cette partie, pourraient-elles être solidement enchâssées dans leur alvéole, et remplir, depuis l'époque de leur sortie, des fonctions dont elles s'acquittent si mal à l'approche de leur chute?

Elle ne se laissera pas non plus persuader que pour ôter des dents de lait, auprès desquelles il en pousse d'autres, il faut attendre qu'elles soient devenues mobiles; elles y restent iné-branlables, et constituent une difformité.

Si quelques personnes dont le visage se ter-mine par un menton pointu et saillant, vien-nent dire que, quoiqu'on leur ait ôté toutes les dents de lait, les unes après les autres, pour l'arrangement de leurs dents secondai-res, celles-ci n'en sont pas moins mal pla-cées, et que le dentiste ne peut prévenir ces effets; la jeunesse, pour qui le rapport de l'espace et des parties qui doivent l'occuper, n'est point un problème, observera, d'après ce que j'ai dit, que, si on eût sacrifié quelques dents de remplacement, l'arcade dentaire, quoique moins riche, n'en aurait été que plus régulière et plus agréable. Cependant, quand les dents secondaires sont difformes, mal ran-gées ou affectées de carie, elle se donnera bien de garde de les faire extraire, dans l'es-poir qu'il en reviendrait d'autres à la place, comme le pensait un colon qui, il y a quel-ques années, voulait faire extraire dix - sept dents cariées à sa demoiselle à peine âgée de seize ans. Ces dents n'ont point l'avantage des vingt primitives, qui sont presque toujours remplacées.

Une observation qui n'a pu échapper qu'à peu de personnes, c'est que souvent quand une dent est attaquée de carie, celle qui l'avoisine s'en trouve aussi affectée à l'endroit qui touche la partie malade. De là ces idées que la carie est une so@@ de contagion qui se communique non-seulement à celles qui se touchent, mais encore à celles qui sont éloignées, soit du côté droit au côté gauche, soit de la mâchoire inférieure à la supérieure, et réciproquement. De là cette opinion de séparer les dents pour en intercepter toute communication ; de là aussi cette résolution de faire pratiquer promptement l'extraction d'une dent cariée, pour conserver les autres. Que celui qui craint de perdre ses dents par la carie, se livre à toute espèce de raisonnemens, bien ou mal fondés, sur cette maladie, c'est à l'homme de l'art à l'éclairer, à le tirer de son erreur ; et d'abord, quoique l'on voie simultanément la carie se manifester à deux dents, à l'endroit où elles se touchent, on ne peut dire qu'il y ait ici quelque chose de contagieux, puisque, comme l'expérience le prouve, des petites molaires traversent quelquefois, dans leur sortie, les débris de la même dent qu'elles remplacent, et dont la couronne a été détruite par la carie, sans contracter cette dernière maladie, et même sans en être tachées. Souvent même on a vu des dents rester saines, quoiqu'elles fussent touchées par les parties cariées d'une dent voisine. En vain, dira-t-on qu'il y a contradiction dans l'exposé des faits, il n'y en a nullement. La différence tient seulement au mode d'être de la carie, sur lequel l'apparition qui s'en manifeste simultanément, au point de contact de deux dents, peut donner quelques éclaircissemens trop longs à développer ici.

Avant que la carie ne se montre aux dents qui se touchent, il ne faut donc pas les séparer pour en prévenir les effets; combien d'ailleurs n'y a-t-il pas de personnes dont les dents ne se carient jamais sur les côtés, mais bien là où elles ne se touchent nullement? C'en est assez sans doute pour ne pas faire une opération, dont ceux-là démontrent ici l'inutilité, qui ont conservé leurs dents saines, sans en avoir fait disparaître le contact. Quoiqu'il n'y ait rien à craindre de cette séparation des dents, on ne doit point en abu-

ser, surtout si on ne veut pas qu'un jour on
lui attribue des événemens qui tiennent toujours à d'autres causes. Inutilement on ajouterait, avec certains dentistes, que les dents
qui sont trop pressées les unes contre les autres, se carient plus fréquemment; la plus
grande preuve du contraire se trouve dans
presque toutes les bouches, où les incisives
et les canines de la mâchoire inférieure sont
extrêmement serrées, et même souvent entre-
croisées; la carie ne les attaquent que très-
rarement dans leur point de contact. Quant à
la prétendue communication de la carie entre
les dents éloignées, elle est si peu probable,
que de s'y arrêter pour combattre cette opinion, ce serait faire croire qu'elle est possible, et détourner l'attention des vraies causes
de cette maladie.

Souvent on admire les dents du paysan, du
ramoneur, et surtout du nègre, et on en con-
clut que, puisqu'elles sont si blanches et si
bonnes, sans qu'ils les nettoient, il est inutile
de donner des soins à sa bouche. Quoi! ceux
qui parlent ainsi ne font pas attention au contraste qui existe entre les dents et la peau ba-
sanée ou noire de ces hommes : on pourrait
même oberver que, s'ils en avaient examiné

la bouche, ils y auraient trouvé les mêmes vices de conformation et les mêmes maladies,
peut-être en plus petit nombre, que chez ceux
qui soignent leurs dents, parce que généralement parlant, ces hommes ont un physique
plus fort et plus vigoureux, et que leur manière de vivre est moins préjudiciable à l'appareil dentaire. On croirait volontiers que les
personnes qui s'expriment ainsi, sont persua-
dées qu'il faut garder ses dents couvertes de
crasse, et que le tartre les soutient et les conserve..... Oui, à peu près comme les lichens,
les mousses et les autres plantes parasites sont
aux arbres sur lesquels on les voit naître....
Oui, comme la boue est aux souliers.

Mais il n'est pas rare d'entendre dire dans
les sociétés, que les soins qu'on donne aux
dents, leur sont plus nuisibles qu'utiles : là,
ce sont des personnes qui se plaignent de ce
que leurs dents sont mobiles depuis qu'elles
ont été nettoyées ; ici, c'en est qui veulent
persuader qu'ils ne les ont perdues que parce
qu'on les a limées ; ailleurs les dents sont
devenues douloureuses, rien que pour les
avoir montrées à un dentiste ; son œil serait
donc aussi méchant que celui qui avait fas-
ciné les tendres agneaux du berger Ménalque ?

(*Virgilii bucol. Ecc. III.*) De telles plaintes ne sont point contredites ; et par qui
le seraient - elles ? Ceux qui ont de bonnes
dents sans y donner des soins, se taisent pour
ne pas faire connaître leur négligence ; d'autres qui les ont belles à force de propreté,
veulent même ne les devoir qu'à une bonne
santé et à un physique bien constitué. Une
femme qui conserve toujours des dents que
la carie a forcé de limer, sait à quoi s'en tenir,
et sourit encore avec grâce, mais non sans
malice, à tant de propos : un dentiste même
a tout entendu ; mais, aussi sage que discret,
il ne veut blesser l'amour - propre de personne ; il est tout entier à la société, auprès
de laquelle il oublie qu'il est homme de l'art,
et il remet toute explication sur cette matière
à l'époque où il est consulté.

Imitant cet exemple, je ne craindrai point
que mon silence vis - à - vis de la jeunesse
ne prouve l'insuffisance des solides réponses
qu'on pourrait faire ici : assez de bouches
peuvent déposer que des dents ébranlées
par la présence du tartre, se sont promptement raffermies aussitôt qu'il a été enlevé ;
que la lime, conduite avec beaucoup d'art,
en détruisant toute trace de carie, s'est op-

posée au désordre imminent de l'appareil dentaire ; que le plomb , remplissant une cavité
produite par la carie, et dont on a détruit la
sensibilité sans faire mourir le nerf, comme
on le dit vulgairement , a donné à quelques
dents assez de solidité pour qu'on puisse la
conserver pendant quinze, vingt ans et plus ;
et qu'enfin un examen bien exact, fait tous
les ans au moins par un dentiste expérimenté,
conserve ces organes, suivant le vœu de la nature, jusqu'à une extrême vieillesse, surtout
si, appelé à temps pour quelqu'une des maladies qui les affectent , il a le bon esprit de
vouloir y remédier par tous les moyens que
la science médicale enseigne. En rappelant au
souvenir de celui qui souffre, que telle était
la pratique des anciens médecins de la Grèce
et de Rome, il le convaincra que ce n'est
point en séparant une partie de son tout ,
qu'on en obtient la guérison; et avec le langage de l'expérience , il démontrera qu'il ne
faut pas se déterminer si promptement à faire
l'extraction de toute dent cariée, douloureuse
ou non.

Rire sans craindre de montrer des dents
limées avec adresse, et manger hardiment sur
des dents solidement plombées , ce sont des

preuves incontestables et des ressources qu'on
a droit d'espérer de l'art, et de la satisfaction
qu'on goûte à faire voir qu'on a une bonne
denture. Mais quelle jouissance de pouvoir
remplacer artificiellement une ou plusieurs
dents dont on est privé ! Avec quel empressement n'a-t-on pas recours à cette ruse inno-
cente, qui cèle le désordre de la bouche ! Sans
elle combien d'établissemens n'auraient - ils
pas manqué ? Elle restitue à la physionomie
une partie des grâces qu'elle avait perdues,
et elle rend ainsi nul, quant à la forme seulement, l'effet d'une loi, chez les Romains,
intitulée : *cui dens*, et dont l'objet était d'examiner si celui à qui il manque une dent jouit
d'une bonne santé.

D'après cette seule considération, il importe de rassurer quelques personnes contre
les craintes que leur donne la prévention sur
les dents artificielles. Qu'elles se pénètrent de
ces vérités, à l'égard desquelles elles sont dans
l'erreur : l'opération qui consiste à réparer les
dents qu'on a perdues, n'est point douloureuse ; les racines sont presque toujours nécessaires; le canal dentaire qu'on y remarque
sert à loger le pivot, sans qu'il soit besoin de
faire de trou; enfin la saine chirurgie rejette

loin de la pratique l'idée de suspendre un den-
tier à la mâchoire supérieure, soit en per-
çant les gencives seulement, soit en perforant
l'arcade alvéolaire, pour y passer un fil. Ces
mêmes personnes doivent également se persuader qu'on peut manger sur des dents artificielles, mais que si ordinairement on s'en
dispense, c'est une précaution qui contribue
à la conservation de ces dents ; elles doivent
aussi éloigner de leur esprit l'idée qu'on a
pu leur suggérer sur les dents artificielles
comme cause de la perte des autres : ce sur-
croît de malheur tient plutôt aux causes par-
ticulières , qui ont d'abord entraîné la chute
d'une ou de plusieurs dents , ou bien les règles
de l'art n'auraient pas été complétement ob-
servées pour cette opération.

En terminant ici l'esquisse des moyens de
procurer de belles et bonnes dents , et de veiller à leur conservation, je n'ai pas l'ambition
de croire qu'il ne reste plus rien à dire sur
cette matière : mon but était de démontrer
jusqu'où s'étendent les soins qu'il convient
de donner à la bouche; ils font partie d'une
bonne éducation physique. Tout dans la nature est tellement coordonné, que la santé est
comme une belle composition musicale, dont

14

l'harmonie ne flatte les sens que lorsque toutes
les parties en sont bien exécutées : ainsi, avec
la santé, les dents sont bonnes et la bouche
toujours fraîche; et par un juste retour, l'organe dentaire bien constitué est comme un
pivot sur lequel pose cette fonction nutritive
d'où la santé tire sa source. Que du mauvais état des dents il naisse mille maux qui
n'ont point échappé à l'observation des dentistes, c'est aux médecins à en tracer le tableau; leur langage aura sans doute quelque
chose de plus persuasif; souvent ils ont vu des
ophthalmies cuisantes et rebelles, des pesan-
teurs de tête, des migraines déchirantes et
des douleurs d'oreilles atroces, qui dépen-
daient de la maladie de quelque dent, et dis-
paraissaient aussitôt après l'extraction de celle-
ci; plus fréquemment encore ils ont entendu
les plaintes des personnes dont les dents
étaient mobiles, douloureuses ou tombées:
ces personnes ne pouvaient manger qu'avec
peine et douleur; elles étaient obligées d'avaler les alimens solides sans les mâcher, ou elles
étaient réduites à se contenter de soupes, de
bouillie et de viandes hachées; aussi étaient-
elles fatiguées par des sensations de pesanteur
ou de douleur à la région de l'estomac, pen-

dant le temps ordinaire de la digestion : la mastication et l'insalivation des alimens avaient manqué à cette importante fonction ; de là ce défaut de bons sucs nutritifs qui constituent, entretiennent et réparent la santé ; de là ces nombreuses maladies qui en dérivent. Attentif peut-être plus que tout autre à cette source de dérangement de la santé, un célèbre méde-cin d'Italie, Baglivi (1), donne le précepte de bien soigner ses dents, pour bien digérer, et pour jouir d'une longue vie, en observant que négliger ses dents, c'est négliger des ins-trumens de la digestion, et se préparer un nombre infini de maladies.

---

(1) *Dentium curam habeto, ut benè digeras et diu vivas ; laxatis dentibus laxantur et chyloseos officinæ ; hinc mille malorum occasiones.* Baglivi. *Opera omnia medico-practica,* edit. *à celeberrimo Doctore* Pinel, pag. 112.

FIN.

TABLE

DES CHAPITRES.

—

FIN DE LA TABLE.

Fautes à corriger.

Page 45 , *ligne* 26 , ces , *lisez* des.

Page 49 , *ligne* 5 , qui , *lisez* que.

Page 50 , *ligne* 15 , développement , *lisez* développement des os de la mâchoire.

Page 147 , *ligne* 13 , art , *lisez* arc.

De l'Imprimerie de Cellot, rue des Grands-Augustins, n° 9.

www.ingramcontent.com/pod-product-compliance
Lightning Source LLC
Chambersburg PA
CBHW070528200326
41519CB00013B/2981